Wolf-Wedigo Wolfram

Hyperaktive und unruhige Kinder im Kindergarten

praxisbuch kindergarten

Wolf-Wedigo Wolfram

Hyperaktive und unruhige Kinder im Kindergarten

Hilfen für Erzieherinnen

Herder Freiburg · Basel · Wien

Einbandfoto: Hartmut W. Schmidt, Freiburg

Satz: Barbara Herrmann, Freiburg
Druck und Bindung: Freiburger Graphische Betriebe 1998
ISBN 3-451-26359-9

Inhalt

Vorwort

Mit diesem Buch über hyperaktive und unruhige Kinder möchte ich Erzieherinnen Mut machen, auch bei Schwierigkeiten in der pädagogischen Arbeit nicht zu verzagen.

Nachzudenken, eigene Einstellungen und Verhaltensweisen zu reflektieren, sich mit Kolleginnen auszutauschen, Rat von Fachleuten einzuholen und sich über Hintergründe zu informieren – dazu möchte das Buch anregen und einige Grundlagen liefern.

Gegliedert ist der Band in zwei Teile:
Teil A beginnt mit einer Problembeschreibung, mit der eine gemeinsame Ausgangsbasis für die Ursachenerforschung geschaffen werden soll.

Im Teil B geht es um „Hilfen für Erzieherinnen, Kinder und Eltern". Lösungsmöglichkeiten eröffnen sich oft dann erst, wenn man/frau das Problem aus unterschiedlichen Perspektiven betrachtet hat.

Um das Verhalten einzelner hyperaktiver oder unruhiger Kinder geht es in Kapitel 2 und 13. Das Kind als isolierte Einzelperson ist jedoch nicht Gegenstand dieser Arbeit, sondern es ist ja sein Verhalten in der Gruppe, das Schwierigkeiten bereitet und das verändert werden soll (Kapitel 3 und 14).

Die Erzieherin beobachtet das Kind in der Gruppe und empfindet sein Verhalten als problematisch; sie sieht sich vor die Aufgabe gestellt, mit diesen Schwierigkeiten angemessen umzugehen. In diesem Geschehen ist sie nicht eine neutrale Außenstehende, sondern mit ihrer Person in Beziehungen und Erlebnisse eingebunden. Wenn sie unruhig und nervös ist, überträgt sich das auf die Kinder (Kapitel 4). Will sie einen positiven Einfluß auf die Kinder ausüben, muß sie sich selbst zur Ruhe bringen (Kapitel 12).

Um der Entwicklung von Kindern eine positive Richtung zu geben, ist die Mithilfe der Eltern meist unerläßlich. Sie tragen durch ihr Verhalten und ihre Lebenssituation in der Familie zu den Problemen der Kinder bei (Kapitel 5), und sie müssen sich für die Hilfen öffnen, die Fachleute aus anderen Einrichtungen anbieten (Kapitel 18–20).

Nicht zuletzt ist in diesem Buch ein Blick auf die Veränderungen notwendig, die sich in unserer Gesellschaft vollziehen und die auch ihre Auswirkungen auf die Lebenssituation von Familien und das Verhalten von Kindern haben (Kapitel 6 und 23).

Wenn Sie das Buch nicht von der ersten bis zur letzten Seite lesen möchten, können Sie sich auch einzelne Kapitel herauspicken, z. B. über die Ursachen von Hyperaktivität und Unruhe das Kapitel 8, oder zu den Voraussetzungen für eine gute Entwicklung die Kapitel 9 und 10. Vielleicht möchten Sie auch gleich etwas über mögliche Hilfen für hyperaktive Kinder innerhalb Ihrer Tageseinrichtung erfahren, dann starten Sie mit Kapitel 13 und gehen dann weiter zu den Kapiteln 14 bis 16. Vielleicht werden Sie dann auch noch neugierig auf Kapitel 12: „Was bringt mich als Erzieherin zur Ruhe?"

Die Informationen und Anregungen des Buches sind nicht als Leitfaden dazu gedacht, wie Sie es nun „richtig machen" sollen, sondern sie sind als Anstöße aufzufassen, zu deren Überprüfung ich Sie einladen möchte. In einem solchen Prozeß der Auseinandersetzung werden Sie spüren, was Ihnen liegt und wie Ihr ganz eigener Weg im Umgang mit diesen Problemen aussehen könnte. Diese Auseinandersetzung ist zum einen eine ganz persönliche Aufgabe für Sie. Sie werden aber auch mit anderen Personen darüber sprechen, und so können die einzelnen Kapitel oder Abschnitte daraus auch zum Thema einer Teambesprechung in Ihrer Tageseinrichtung gemacht werden, Diskussionen auf Elternabenden einleiten (z. B. Kapitel 9 und 10) und Klärungen mit den Fachleuten unterschiedlicher Disziplinen herbeiführen (Kapitel 18–21).

Literaturhinweise finden Sie im Anschluß an einige Kapitel, wenn weitere Anregungen und Vertiefung angezeigt sind. Die Quellen, aus denen ich bestimmte Erkenntnise gewonnen habe oder zitiere, werden im Text mit Nummern bezeichnet, die in

Klammern gesetzt sind. Im Literaturverzeichnis im Anhang sind die ausführlichen Angaben dazu kapitelweise angeordnet.

Zum Inhalt dieses Buches und zu seiner Erstellung haben viele Personen beigetragen: Zu danken habe ich den Erzieherinnen, die mir immer wieder ihr Vertrauen schenkten, mich zu Rate zogen und von denen ich viel gelernt habe, den Eltern, die sich auf Beratungsgespräche einlassen mochten, meinem Freund Ulrich Bringewald, Fachberater in Tübingen, für viele bereichernde Diskussionen, dem Herder Verlag für die Mithilfe bei der Gestaltung des Buches sowie meiner Frau und unserer zweiten Tochter Marlene für Schreib- und Korrekturarbeiten.

Möge es nun in der Praxis von Tageseinrichtungen für Kinder von Nutzen sein.

Stuttgart, im September 1997 *Wolf-Wedigo Wolfram*

Teil A: Problembeschreibung und Ursachenerforschung

Beim Thema „hyperaktive und unruhige Kinder“ gehen die Meinungen auseinander: Welche Merkmale müssen beobachtet werden, damit man/frau Kinder als „hyperaktiv“ bezeichnen darf? Und worin besteht das Problem, wenn Kinder so sind?

Einführend wird ein Gespräch unter Erzieherinnen wiedergegeben, die unterschiedliche Meinungen zu diesen Fragen äußern. Die von ihnen verwendenten Fachbegriffe schaffen Verwirrung und rufen nach klärenden Definitionen (Kapitel 1).

Was aber unter „Hyperaktivität und Unruhe“ tatsächlich zu verstehen ist, zeigen erst Beobachtungen, wie Kinder sich in der Gruppe und in der Familie verhalten (Kapitel 2).

Liegt es nun ausschließlich am Kind, daß es sich so verhält? Natürlich nicht, denn die Situation, in der das störende Verhalten auftritt, übt ja einen großen Einfluß auf es aus (Kapitel 3).

Und zu dieser Situation gehört auch die Erzieherin, die täglichen Umgang mit dem Kind hat (Kapitel 4).

Kinder kommen nun nicht als „unbeschriebenes Blatt“ in den Kindergarten, sondern sind durch Veränderungen in den Familien (Kapitel 5) und durch die heutige Art von Kindheit geprägt (Kapitel 6).

In der Zusammenfassung der typischen Merkmale hyperaktiver und unruhiger Kinder wird deren Problemlage verdeutlicht (Kapitel 7), die durch ein breitgefächertes Büchel von Ursachen hervorgerufen wird (Kapitel 8).

Bevor wir über Hilfen und Lösungen nachdenken, schauen wir auf einige Voraussetzungen für die gelingende Sozialisation von Kindern, nämlich auf die „Entwicklung psychischer Strukturen“ (Kapitel 9) und die „Bedeutung der gegenständlichen und natürlichen Umwelt für die Entwicklung“ (Kapitel 10).

Die Diagnose für die eingangs geschilderte Problematik soll dann in Kapitel 11 gestellt werden.

1 Einführung: Wo liegt das Problem, und wie wird es bezeichnet?

Die Klagen über unruhige und konzentrationsgestörte Kinder häufen sich. Lehrerinnen in den Grundschulen sagen, daß sie wesentlich größere Mühe haben, ihren Kindern das Lesen und Schreiben beizubringen als in früheren Jahren. Erzieherinnen in Kindergärten schildern ihre Not mit Kindern, die es bei keinem Spiel länger als zwei Minuten aushalten, die unruhig und zappelig sind.

Sind die Kinder tatsächlich unruhiger als früher? Oder werden wir Erwachsene ungeduldiger?

Hören wir einer Diskussion unter Erzieherinnen zu, deren Namen geändert sind:

Frau Brandt: Ich finde, die Kinder werden immer unruhiger. Ich bin nun schon einige Jahre im Beruf, vor fünfzehn Jahren war das noch nicht so extrem.
Frau Kreutzer: Ja, das sehe ich auch so. Besonders am Montagmorgen merkt man das. Da kann ich mit den Kindern nichts Vernünftiges anfangen. Da gehe ich mit ihnen möglichst viel nach draußen.
Frau Meerbohm: Ich finde das nicht so schlimm. Kinder sind halt lebhaft und meist nicht so ruhig, wie wir Erwachsene sie gerne hätten.
Frau Pitzig: Ich habe ein Kind in meiner Gruppe, das ist wirklich extrem: Das ist nur in Bewegung, fängt viele Dinge an, läßt alles liegen. Da muß ich alles zehnmal sagen, und dann macht er es immer noch nicht.
Frau Brandt: Der ist dann bestimmt hyperaktiv.
Frau Kreutzer: Ich glaube eher, der ist hyperkinetisch.
Frau Pitzig: Oder hypermotorisch?
Frau Meerbohm: Ach, was es da alles jetzt für Fremdwörter gibt. Der ist wahrscheinlich nur ziemlich impulsiv.
Frau Pitzig: Also, bei dem ist es wirklich nicht mehr normal. Der soll sogar Teilleistungsstörungen haben, sagte mir die Mutter nach einer ärztlichen Untersuchung.

Frau Meerbohm: Wenn ich das höre, dann hat ja beinahe jedes Kind irgendein Defizit! Ich meine, man müßte die Kinder genug springen lassen, dann ergibt sich vieles später von selbst. Wir hatten auch so einen Quirl in der Gruppe, der hat sich jetzt so gut gemacht. Man darf halt auch nicht zu viel von ihm verlangen.
Frau Brandt: Aber man liest doch so viel und hört es auch von den Lehrern aus der Grundschule, daß die Kinder sich immer schlechter konzentrieren können.
Frau Kreutzer: Ja, die lassen sich von allem und jedem ablenken und machen nichts fertig.
Frau Pitzig: Genau! Das Kind in meiner Gruppe soll sogar ein Aufmerksamkeitsdefizitsyndrom haben. Die Mutter hat mir das im Arztbericht gezeigt.
Frau Meerbohm: Jetzt verstehe ich bald gar nichts mehr: Ihr redet von Hyperaktivität, von hyperkinetisch – oder wie das heißt –, von Teilleistungsstörungen, Konzentrationsschwäche, – und was war das noch – Aufmerksamkeits ...
Frau Pitzig: ... defizitsyndrom.
Frau Meerbohm: Ja, danke, und von Ablenkbarkeit. Versteht Ihr das alles?
Frau Pitzig: So ungefähr schon!
Frau Kreutzer: Also, was hyperkinetisch heißt, weiß ich nicht genau.
Frau Brandt: Ja, wahrscheinlich so etwas wie „sehr unruhig".
Frau Meerbohm: Aber ein unruhiges Kind muß ja noch nicht gleich unkonzentriert sein. Ich habe einen in der Gruppe, der macht ganz konzentriert Puzzle, auch große. Er steht dabei am Tisch und hüpft immer von einem Bein auf das andere. Der guckt auch immer im Raum herum und kriegt alles mit. Aber sein Puzzle hat er genauso schnell fertig wie andere.
Frau Kreutzer: Also mich würde das wahnsinnig machen, wenn er nicht mal still sitzen könnte!

Soviel Sichtweisen! So viele Fachbegriffe!

Sind die Erzieherinnen in eine babylonische Sprachverwirrung geraten? Haben sich unsere Vorstellungen davon, wie Kinder sein sollen oder dürfen, verschoben? Neben den unterschiedlichen Meinungen, die die Erzieherinnen äußern, verwenden sie Begriffe, die in der heutigen Diskussion üblich sind, die aber die Verständigung über das Thema erschweren. Versuchen wir zuerst, eine gewisse Ordnung in dieses Wirrwar zu bringen:

Unruhe: Dieser Begriff entstammt der Umgangssprache und bezeichnet verschiedene Verhaltensweisen, die eher negativ bewertet werden und die Unbeständigkeit, Wechselhaftigkeit, kurze Aufmerksamkeits- und Aktivitätsspannen beschreiben.

Aufmerksamkeit: Ist ebenfalls in der Umgangsprache geläufig und bezeichnet ein Verhalten, in dem die Person gut aufpasst, zuhört und verfolgt, was jemand anderes sagt oder tut.

Konzentration: Ist ein Fremdwort aus dem Lateinischen und bezeichnet ein Verhalten, in dem die Person seine Sinne, Gedanken und Handlungen auf eine Sache oder Person richtet, und das über eine gewisse Zeitspanne tut.

Impulsivität: Entstammt als Fremdwort ebenfalls dem Lateinischen und bedeutet „jeder Regung nachgebend".

In unserem Sprachgebrauch werden die bisher genannten Begriffe für Verhaltensweisen benutzt, die zum Teil negative (Unruhe), zum Teil neutrale (Impulsivität) oder positive Bewertungen (Konzentration) beinhalten. Mit diesen Begriffen bewegen wir uns in der Regel im Bereich der „Normalität".

Die Grenze der „Normalität" hin zum Bereich des „Nicht-Normalen", d. h. Behandlungsbedürftigen, wird nun mit den folgenden Begriffen überschritten:

Hyperaktivität (griechisch/lateinisch) bedeutet: „übermäßiges Tätigsein", *Hyperkinese* (griechisch), und *Hypermotorik* (griechisch/lateinisch) meint „übermäßiges In-Bewegung sein". Beides sind Begriffe aus der Klinischen Psychologie und Kinderpsychiatrie, deren Verwendung in einer Diagnose eine Störung bezeichnen, die besonders behandelt werden müßte. Das gleiche gilt auch für das „*Aufmerksamkeitsdefizitsyndrom*", mit dem ein ganzes Bündel von Verhaltensweisen bezeichnet wird, das der Person eine altersgemäße Aufmerksamkeit, Konzentration und Handlungssteuerung erschwert oder fast unmöglich macht.

„*Teilleistungsstörungen*" wurden früher „minimale zerebrale Dysfunktion (MCD)" oder „frühkindlicher Hirnschaden" genannt. Das ist ein sehr weiter Begriff, mit dem einzelne Schwächen, z. B. in Motorik, Wahrnehmung und Sprache, aber auch in der Konzentrationsfähigkeit und in der Handlungssteuerung, bezeichnet werden.

In diesem Buch sollen diese Begriffe so benutzt werden, wie sie hier definiert wurden. Zur Bezeichnung einer behandlungsbedürftigen Störung oder Schwäche, in der sich übergroße Impulsivität und Unruhe, Konzentrationsmangel, Aufmerksamkeitsstörungen und Zappeligkeit finden, wird hier als Oberbegriff „Hyperaktivität" verwendet.

2 Kinder in Aktion

In der Einführung haben wir uns mit allgemeinen Begriffen den Erscheinungsbildern von Hyperaktivität und Unruhe genähert. Nun möchte ich in einigen Fallgeschichten zeigen, was denn hinter diesen Etikettierungen eigentlich steckt. Wie verhalten sich hyperaktive oder unruhige Kinder im Kindergarten und in der Familie?

„Mergim"

Mergim ist gerade fünf Jahre alt geworden. Er ist von zierlicher Statur und macht einen wachen, quicklebendigen Eindruck. Als sein Vater ihn in den Kindergarten bringt und mich begrüßt, steht Mergim dabei, mit dem Rücken an einen Tisch gelehnt. Während ich kurz mit dem Vater spreche, lehnt Mergim sich mit dem Rücken an den Tisch, beugt den Oberkörper nach hinten, bis er mit den Schultern fast auf dem Tisch zu liegen kommt. In der Freispielzeit beschäftigt er sich mit schnell wechselnden Spielen: Am Maltisch malt er ein großes Blatt mit heftigen Strichen mit blauer Wachsmalkreide voll, schmiert dann noch etwas Klebe darauf und wirft das noch feuchte Blatt in den Karton, in dem die Bilder aufbewahrt und später verteilt werden. Er holt sich den Arztkoffer, hantiert etwas damit herum, findet auch ein Kind, das sich untersuchen läßt. Nach drei Minuten ist das jedoch wieder zu Ende. Er beginnt, den Arztkoffer selbständig wegzuräumen. Dazu steigt er auf einen Stuhl, damit er den Koffer oben in das Regal schieben kann. Nachdem er das gemacht hat, dreht er sich auf dem Stuhl um, sieht den Tisch vor sich, steigt darauf und springt auf der anderen Seite herunter.

Als es Zeit ist, nach Hause zu gehen, kann er sich zusammen mit den anderen Kindern recht zügig umziehen. Er findet in seiner Jackentasche eine Murmel, mit der er nun herumspielt, während die anderen Kinder noch mit dem Anziehen beschäftigt sind. Die Kugel springt den Flur entlang, rollt auf die Treppe zu. Mergim hechtet hinterher, wirft sich mit dem Bauch auf den Boden, rutscht auf die Treppe zu, erreicht die Kugel aber nicht, bevor sie anfängt, die Treppe herunterzurollen. Er schiebt sich nun mit den Händen – Kopf voran – die Treppe ein paar Stufen hinunter. Die Erzieherin, die das jetzt erst sieht, reagiert erschrocken, rennt auf den Jungen zu, der nun unbeschadet aufsteht und zurückkommt.

Die Erzieherin berichtet, daß Mergim am liebsten herumtobe. Er habe ein paar Freunde, die im gleichen Alter sind und das gleiche Interesse haben, so daß sie sich gegenseitig anregen. Zu einer ruhigen Beschäftigung seien sie kaum zu bringen. – Auch im Turnen sei er sehr unkonzentriert: Er springe herum, gerade wie es ihm in den Sinn komme, halte sich nicht an die vorgegebenen Übungen und Abläufe etc. – Bemerkenswert sei jedoch, daß er einmal sehr konzentriert und ausdauernd mitgearbeitet und geholfen habe, als sie draußen im Garten kleine Büsche gepflanzt hätten. Da sei er wie verwandelt gewesen, habe Umsicht und Ausdauer gezeigt und einen wichtigen Beitrag zu dieser Arbeit geleistet.

Im Gespräch mit der Mutter erfahren wir die ungünstigen Lebensbedingungen: Die Familie lebt seit sechs Jahren in einem Flüchtlingsheim, sie kommt aus dem Kosovo (Teil des ehemaligen Jugoslawien an der Grenze zu Albanien). Die Eltern haben sich vor kurzem getrennt. Die Mutter hat für Mergim und ihre zweijährige Tochter ein einziges Zimmer zur Verfügung. Die Küche und das Bad müssen sie sich mit einer anderen Familie und deren jugendlichen Kindern teilen.

Mergim habe im Zimmer kaum Platz zum Spielen. Wenn er auf dem Boden seine Autos fahren lasse und mit Klötzen etwas baue, mache ihm die jüngere Schwester alles kaputt.

Die Mutter berichtet aber auch, daß er sehr gern und gut im Haushalt mithelfe, dann auch nichts vergesse, sondern zielstrebig zu Werke gehe. Sie könne ihn auch zu kleineren Einkäufen losschicken. Auch das erledige er gewissenhaft.

Kommentar

Bei Mergim liegt höchstwahrscheinlich eine Hyperaktivität mit Aufmerksamkeitsstörung vor, die sich besonders störend im Kindergarten zeigt, wenn er mit anderen sehr lebhaften Kindern zusammen ist.

Erschwert wird die Entwicklung von Mergim auch durch die ungünstige Situation der Familie: Trennung der Eltern, äußerst beengte und spannungsreiche Wohnverhältnisse, eingeschränkte Spielmöglichkeiten.

Was bei Mergim aber äußerst bemerkenswert ist, ist sein Engagement bei Arbeiten, die für die Familie oder die Kindergartengruppe eine besondere Bedeutung haben und die nicht nur „unverbindliches Spiel" sind, sondern Aufgaben beinhalten, die wirklich wichtig sind und durch die er sich offensichtlich ganz anders herausgefordert sieht, alle seine Kräfte auch konstruktiv einzusetzen. Nun hat das, was er tut, wirklich einen Sinn, nicht nur zur eigenen Befriedigung, sondern auch als Beitrag zum Familienleben oder zur Ausgestaltung der Umwelt im Kindergarten.

„Manuela"

Als ich Manuela kennenlerne, besucht sie seit einem halben Jahr einen Ganztagskindergarten. Sie ist zu diesem Zeitpunkt 4;8 Jahre alt. Von ihrer äußeren Erscheinung her wirkt sie sehr kräftig, fast etwas dick.

In der Freispielzeit ist sie in der Puppenecke mit zwei anderen Kindern beschäftigt. Sie kommt zweimal zur Erzieherin herausgelaufen, um sich über die anderen Kinder zu beschweren, daß diese sie ärgern. Schließlich verläßt sie die Puppenecke ganz und baut sich aus Tüchern und einem Tisch ein „Haus". Bei dieser Tätigkeit ist sie immer wieder abgelenkt durch andere Vorgänge in der Gruppe. Sie guckt, was die anderen Kinder machen, und geht auch öfter zu ihnen hin. Andere Kinder beginnen Manuela zu ärgern, indem sie versuchen, Kissen oder andere Gegenstände aus Manuelas „Haus" herauszuholen. Manuela reagiert darauf sehr schnell wütend und beschwert sich wieder bei den Erzieherinnen.

Beim Malen ist sie sehr unruhig. Sie beginnt nicht damit, Striche auf das Papier zu malen, wie die Erzieherin sie angewiesen hat, sondern faltet das Blatt. Die Erzieherin nimmt sich dann sehr viel Zeit und Geduld, um sie zum Malen anzuleiten. Schließlich wird auch auf Manuelas Blatt das Haus erkennbar, das die Kinder zeichnen sollen. Die Arbeit am Maltisch wird immer wieder dadurch unterbrochen, daß Manuela sich von den anderen Kindern ablenken, stören und ärgern läßt. Einige Kinder legen es direkt darauf an, bei Manuela Wutausbrüche und Tränen zu provozieren.

Während des Mittagessens ist sie sehr unruhig. Sie sitzt immer nur halb auf dem Stuhl, kippelt mit ihm und fällt auch einmal herunter.

Die Erzieherin berichtet, daß Manuela sonst auch sehr unruhig und leicht abgelenkt sei. Sie komme schwer mit den anderen Kindern in Kontakt, beim Malen und Basteln zeige sie keine altersgemäßen Leistungen. Beim Turnen wirke sie unbeholfen und ungesteuert. Es falle ihr schwer, bestimmte Übungen nachzumachen. Gegenüber kleineren Kindern könne sie aber sehr hilfsbereit sein. – Die Mutter bestätigt diese Beobachtungen und schildert die Schwierigkeiten, die sie zuhause mit ihr habe: Manuela wolle ständig Aufmerksamkeit und schreie gleich los, wenn es nicht so gehe, wie sie wolle. Die Mutter selbst sei im Umgang mit ihrer Tochter oft hektisch und werde auch schnell laut, wenn Manuela nicht folge.

Wir raten der Mutter zu einer genaueren Untersuchung, da wir den Verdacht haben, daß bei Manuela eine Aufmerksamkeitsstörung und Teilleistungsschwächen vorliegen könnten.

Die Mutter folgt unserem Rat, so daß Manuela bald eine Ergotherapie beginnen kann. Sie selbst versucht auch, zuhause bedachtsamer mit ihrer Tochter umzugehen. Durch beide Maßnahmen tritt eine Beruhigung in Manuelas Verhalten ein: Zuhause und im Ganztagskindergarten kommt es seltener zu Störungen, Manuela kann etwas mehr Ausdauer bei Spielen und anderen Tätigkeiten entwickeln und schreit nicht mehr so schnell los wie vorher.

Ein Jahr nach meinem Besuch im Kindergarten berichten Erzieherin und Mutter, daß es nun wieder schwieriger mit Manuela sei. Wir arbeiten mit der Mutter heraus, daß die Ursache dafür wohl die in letzter Zeit wachsenden Spannungen zwischen den Eltern seien. Die Trennung stehe bevor, und die Mutter fühle sich genötigt, für sich und ihre Kinder (Manuela hat noch zwei ältere Geschwister) eine Wohnung zu suchen, da der Vater sich weigere, das Feld zu räumen. Sie könne deswegen auch die Termine bei der Ergotherapie nicht mehr wahrnehmen, und Manuela müsse zuhause auch zurückstecken. – Die Erzieherin und ich können diese Entwicklung nur mit Bedauern zur Kenntnis nehmen. In den nächsten Monaten ist Manuela in ihrem Verhalten äußerst schwierig. Eine gewisse Beruhigung tritt erst ein, als die Mutter tatsächlich eine neue Wohnung gefunden hat.

Kommentar

Manuelas Aufmerksamkeitsstörung ist höchstwahrscheinlich durch die Teilleistungsschwächen, das ungünstige Erzieherverhalten der Mutter und die ehelichen Spannungen verursacht worden. Die Bemühungen der Mutter, der Erzieherin und der Ergotherapeutin haben deutlich gemacht, daß mit Manuela Fortschritte in der Entwicklung zu erreichen sind. Notwendig ist dazu aber auch ein familiäres Umfeld, das frei ist von Belastungen, wie sie die Eheprobleme der Eltern und die daraus resultierende Trennung darstellen.

„Giovanni"

Giovanni ist sechs Jahre alt und besucht seit drei Jahren einen Ganztagskindergarten.

Als ich zur Verhaltensbeobachtung in die Gruppe komme, beschäftigt er sich mit einem Spiel am Tisch. Er sitzt bei der Erzieherin auf dem Schoß und läßt seinen Oberkörper zur Seite oder nach vorne fallen, so daß die Erzieherin ihn kaum halten kann. Manchmal liegt er sogar auf dem Tisch. Beim Spiel ist er leicht abgelenkt. Er dreht sich z. B. zum hinter ihm stehenden Regal und wirft von dort Sachen in die Bauecke. Dann löst er sich von der Erzieherin, holt von sich aus seinen Webrahmen und fängt an, daran zu arbeiten. Er läßt sich auch hierbei leicht ablenken, guckt woandershin, stockt in seiner Arbeit, nimmt sie aber immer von sich aus wieder auf. Zwischendurch „fummelt" er an den anderen Teilen des Webrahmens herum, löst z. B. den Kettfaden, bekommt ihn allerdings auch wieder von alleine drauf. Das Durchschieben des Schiffchens gelingt ihm gut und ohne Fehler.

In einer Kleingruppe von insgesamt sieben Kindern erzählt die Erzieherin eine Geschichte anhand eines Bilderbuches. Giovanni versteht alles, gibt gute Antworten, ist aber sehr vorlaut. Zwischendrin ist er abgelenkt, hantiert mit anderen Sachen im Regal hinter sich, oder er legt seinen Kopf auf den Schoß eines anderen Kindes. Dann springt er auf, geht zur Erzieherin, um etwas im Bilderbuch aus der Nähe zu betrachten.

Im Stuhlkreis ist er sehr unruhig, drängt sich vor und singt schreiend. Als ein Spiel begonnen wird, verkraftet er es, daß er nicht als erster drankommt. Als jedoch beim zweiten Durchgang wiederum nicht die Wahl auf ihn fällt, verläßt er wütend den Kreis. Die Erzieherin holt ihn zurück, was er diesmal geschehen läßt, sonst oft nicht. – Als beim nächsten Spiel getanzt wird, hält er sich nicht an den Bewegungsablauf, sondern springt wild und überschießend herum. (Er kommt mir hier grenzenlos vor, so als müsse er sich durch übertriebende Bewegungen seiner selbst vergewissern.) Bei Meditationsübungen gibt er sich große Mühe, ruhig und entspannt zu werden. Beim Mittagsschlaf braucht er lange, um einzuschlafen. Dann schläft er aber fest.

Die Erzieherin berichtet, daß es Situationen gibt, in denen er bei ihr entspannt auf dem Schoß sitzen kann. Sonst könne er oft nicht die Grenzen einhalten, suche sie immer. Er sei ganz auf sich fixiert, wirke in seinem Trotz manchmal wie ein Dreijähriger. Aufgaben begreife er oft nicht, er male nur großflächig, gestalte wenig und wenn, dann nicht altersgemäß.

Über die Familie berichtet sie, daß Giovanni Einzelkind italienischer Eltern ist. Die frühkindliche Entwicklung sei unauffällig verlaufen. Die Mutter wirke jedoch hilflos und besorgt.

Beim Abholen frage sie ängstlich, ob alles in Ordnung sei. Anfangs habe er noch häufig eingenäßt.

In einigen Elterngesprächen spüren wir, daß es zwischen den Eltern erhebliche Spannungen gibt, über die sie schließlich auch sprechen: Die Mutter fühle sich in Deutschland nicht wohl, hier sei sie isoliert; sie wolle wieder in die Heimat. Der Vater dagegen wolle aber lieber hier bleiben. – Im weiteren erfahren wir, daß die Mutter Giovanni übermäßig verwöhnt hat, als er klein gewesen sei. Sie nimmt ihn auch jetzt in Schutz vor dem strengen Vater. Die Mutter läßt Giovanni nicht mit Vater oder einer Tante etwas alleine unternehmen.

Aus den weiteren Schilderungen ist für mich deutlich geworden, daß die Mutter ihren Sohn zum fast ausschließlichen Lebensinhalt hatte, als er sehr klein war. Sie hat Giovanni sich nie richtig abnabeln lassen, so daß er in seiner Persönlichkeitsentwicklung zurückgeblieben ist. Seine Unruhe ist Ausdruck davon, daß er ständig auf der Suche nach sich selbst und seinen Grenzen ist.

Kommentar

Giovanni leidet unter der unglücklichen Mutter, die ihn nicht zu einer altersgemäßen Selbständigkeit führen kann. Die Überbesorgnis der Mutter verursacht bei Giovanni eine Angst, die nur dann gemindert wird, wenn sie (oder eine andere vertraute Person wie die Erzieherin) in unmittelbarer Nähe ist und ihm ihre ganze Aufmerksamkeit schenkt. In dem Moment, in dem sie sich abwendet, fühlt er sich allein gelassen und kämpft um die erneute Zuwendung der Erwachsenen. Sein Gefühl für sich selbst, seelisch und körperlich, ist noch unterentwickelt. In seiner Suche nach Grenzen möchte er auch die körperlichen Begrenzungen der eigenen Person erfahren, wie seine seltsamen Bewegungen ahnen lassen, die er auf dem Schoß der Erzieherin vollführt.

„Andreas"

Andreas besucht erst seit vier Wochen den Regelkindergarten. Er ist vor einem Monat vier Jahre alt geworden.

Während des Freispiels fährt er mit einem Spielzeugauto mit Anhänger auf dem Parkettboden außerhalb der Bauecke herum; das rattert tüchtig. Er fährt mit solchem Schwung, daß die Ladung von Steinen aus dem Anhänger rutscht und sich im ganzen Raum verteilt. Er sammelt sie wieder ein, ein Mitspieler hilft ihm dabei. Zwischendurch beschäftigt er sich mit anderen Sachen; dabei lacht er häufig übertrieben und sehr laut.

Das Aufräumen wird in diesem Kindergarten so praktiziert, daß die Erzieherin das Ende des Freispiels ankündigt. Bald danach stimmt sie ein Lied an. Alle Kinder fassen sich an der Hand. Die Erzieherin führt sie in einen Kreis. Dort setzen sich alle auf den Boden. Das Lied wird fertig gesungen, und danach werden die Aufgaben fürs Aufräumen verteilt. Andreas macht beim Gang in den Kreis nicht mit, sondern rennt in eine andere Ecke. Als die Erzieherin sich ihm nähert, um ihn dazu zu holen, springt er weg. Dabei fegt er mit ausgestrecktem Arm kleine Spielfiguren, die sorgsam zu einer Szene aufgestellt worden waren, von einem Regal herunter. Die Erzieherin erwischt ihn schließlich und bugsiert den sich wehrenden Jungen in den Kreis. Dort bleibt er jedoch nicht ruhig, sondern greift nach Dingen in seiner Nähe und wirft mit ihnen herum. Da er mit Ermahnungen gar nicht zu erreichen ist, verläßt eine Erzieherin schließlich mit ihm den Kreis, damit die andere Erzieherin das Aufräumen mit der Kindergruppe besprechen kann. Andreas wendet sich wieder seinem Spielzeugauto zu und fährt mit ihm herum. Am Aufräumen beteiligt er sich dann zwar, aber so, daß er mit kasperhaften überschießenden Bewegungen herumspringt. Im Stuhlkreis sitzt er nach anfängliche Unruhe schließlich dabei, ist zunächst aufmerksam, singt mit und macht auch die richtigen Armbewegungen dazu. Schon bei der zweiten kurzen Strophe werden seine Bewegungen ausladender, schließlich überschießend: Er springt auf und läßt den Kopf herumkugeln …

Beim gemeinsamen Vesper schlägt er den Löffel ausgiebig an den Teller. Er bleibt nicht auf seinem Platz sitzen, sondern kriecht unter den Tisch, will dann auf seinen Stuhl steigen, wird aber von der Erzieherin daran gehindert. Wenn er für kurze Zeit tatsächlich mal ruhig sitzt, gibt er ständig Geräusche von sich, Schnalzen etc., und dreht den Kopf sehr schnell hin und her. Andere Kinder ahmen das nach.

Im Gespräch mit dem Vater erfahren die Erzieherinnen und ich, daß Andreas zuhause ähnlich unruhig und zappelig sei wie im Kindergarten. Wenn er mit ihm allein sei, gehe es besser, als wenn die Mutter anwesend sei. Sie sei sehr nervös und verbreite sofort eine starke Spannung um sich. Als Andreas noch sehr klein gewesen sei und nachts sein Fläschchen hatte haben wollen, sei die Mutter wütend aus dem Bett gesprungen, habe tüchtig mit ihm geschimpft, daß er nun wieder aufgewacht sei. Sie habe ihm dann zwar das Fläschchen gegeben, aber ihn weiterhin mit groben Ausdrücken bedacht. Sie sage auch jetzt, daß sie keine Geduld mit ihm habe.

Beide Erzieherinnen fühlen sich in dem eingruppigen Kindergarten völlig überfordert, mit Andreas zurechtzukommen. Erschwerend kommt noch hinzu, daß die eine Erzieherin kurz vor ihrem Mutterschaftsurlaub steht und für sie noch keine Nachfolgerin in Sicht ist.

In einem weiteren Gespräch zusammen mit einer Mitarbeiterin des Jugendamtes kommen wir zu der Auffassung, daß Andreas in einen heilpädagogischen Kindergarten eintreten soll. – Nach einigen Wochen findet er dort auch einen Platz.

Kommentar

Hat Andreas die Unruhe von seiner Mutter geerbt? Ist sein Nervenkostüm ähnlich gestrickt wie ihres? Oder ist er durch die Nervosität der Mutter zu solch einem Nervenbündel geworden?

Oder haben beide Einflüsse zusammengewirkt und solch eine unheilvolle brisante Mischung hervorgerufen? Ich halte letzteres für wahrscheinlich: Seine überschießende Motorik und seine körperliche Zappeligkeit können schwerlich allein durch die Nervosität der Mutter entstanden sein.

Wie geht es hyperaktiven Kindern, die nicht aus belasteten psychosozialen Lebensverhältnissen kommen?

„Frank"

Frank ist 5;3 Jahre alt und besucht schon seit eineinhalb Jahren den Kindergarten. Das Hineinkommen in den Gruppenraum ist für ihn immer noch ein schwieriger Prozeß: Er hält sich erst einmal eine Viertelstunde im Vorflur auf, guckt dort herum und tritt von einem Bein auf das andere. Schließlich verbringt er noch zehn Minuten in der Garderobe, bis er schließlich in den Gruppenraum kommt. Er hüpft etwas kasperhaft in den Raum, abwechselnd auf dem einen und auf dem anderen Bein. Die Erzieherin regt ihn an, an seinem Webrahmen weiterzuarbeiten, was er auch beginnt. Er schafft es, das Schiffchen insgesamt viermal durchzuziehen, ist aber nach jedem Durchgang erst einmal mit anderen Dingen beschäftigt: Er guckt anderen Kindern zu, geht zur Bauecke, um dort zu schauen, etc.

Von der Erzieherin wird er an der Hand wieder an seinen Arbeitsplatz am Webrahmen zurückgeführt, was er auch willig geschehen läßt. Dort schaut er auf die Arbeit des jüngeren Axel, der noch nicht soweit ist wie er. Der Vergleich führt ihn zu der Annahme, daß er ihn überholt habe. Er äußert das und lacht dabei voller Stolz über seinen angeblichen Leistungsvorsprung. Als die Erzieherin richtig stellt, daß Axel ja viel später angefangen habe als er, ist er davon nicht beeindruckt, sondern wiederholt, daß er Axel ja überholt habe.

Später am Vespertisch sitzt er mehr für sich. Er hat keinen Kontakt zu den anderen Kindern am Tisch. Meist sitzt er so, daß er dem Tisch den Rücken zukehrt, damit er den anderen Kindern im Gruppenraum besser zugucken kann. Beim Essen macht er immer wieder große Pausen, weil er mit Zuhören und Zugucken beschäftigt ist. Er wechselt auch häufig seine Stellung auf dem Stuhl, legt mal das eine Bein, mal das andere unter. Als er alles aufgegessen hat, braucht er den Hinweis der Erzieherin, um sein Geschirr wegzuräumen. Als er seinen Teller auf den Stapel der anderen Teller setzt, rutscht der etwas weiter, woraus

Frank gleich ein Spiel macht, indem er den Teller mehrfach mit Schwung auf den Stapel gleiten läßt, so daß er auf der anderen Seite mit seiner Kante wieder hinausragt.

Im Stuhlkreis sitzt er neben der Erzieherin. Zuerst ist er ganz ruhig und aufmerksam, wird dann aber zunehmend zappeliger. Schließlich legt er sich der Erzieherin über die Knie, was diese auch geschehen läßt. Auf diese Weise kann er den Stuhlkreis ohne weitere Störungen überstehen.

Als die Kinder in den Garten gehen, braucht er längere Zeit, um die Schuhe zu wechseln. Er versucht dabei auch seine Strümpfe hochzuziehen. Das geht bei ihm so vonstatten, daß er das Bein anwinkelt, an dem er den Strumpf hochziehen will. Da er nun nur auf einem Bein steht, stützt er sich mit einer Hand an der Wand ab und versucht mit der anderen, den Strumpf zu fassen. Dabei kann er seinen Stand nicht halten, sondern dreht sich halb um sich selbst und muß das angewinkelte Bein wieder absetzen, ohne daß er den Strumpf hochgezogen hat. Dadurch dauert der ganze Vorgang reichlich lange. Als er sich die Jacke anzieht, kommt er schon richtig in die Ärmel hinein, allerdings ist die Jacke verkehrt herum, so daß der Kragen nicht am Nacken, sondern am Gesäß sitzt. Zuerst scheint er das nicht zu merken, bis er von mehreren Kindern nachdrücklich darauf hingewiesen wird.

Später im Gruppenraum erhalten die Kinder die Aufgabe, ein Haus zu malen. Frank gelingt das auch einigermaßen, er verliert sich dabei jedoch immer wieder in kreisenden Kritzeleien.

Als er sich vor dem Nachhause-Gehen wieder anziehen soll, krabbelt er auf allen Vieren in der Gardarobe herum und versucht, sich Jacke und Vespertasche auf den Rücken zu legen, um beides auf diese Weise in den Gruppenraum zu transportieren. Das gelingt ihm nur unvollständig. Zwischendurch ist er wieder abgelenkt durch andere Dinge. Schließlich wird er von der Erzieherin in den Gruppenraum geführt, wo alle anderen Kinder abmarschbereit dasitzen. Frank ist der einzige, der seine Jacke noch nicht angezogen hat.

Die Erzieherinnen berichten, daß Frank aus einer gut situierten, wohlhabenden Familie kommt und zwei ältere Geschwister hat. Die Eltern kümmerten sich gut um ihn und hätten zuhause auch angemessene Regeln für den Alltag. Nach den Schilderungen der Mutter sei er zuhause jedoch nicht so schwierig, wie die Erzieherinnen es im Kindergarten empfänden.

Sein Verhalten in der Gruppe sei an diesem Tage typisch für ihn gewesen: Er sei sehr unruhig gewesen und habe nur sehr kurze Spielphasen gehabt. In seinen Fähigkeiten sei er sonst wohl altersgemäß entwickelt. Beim Vorlesen einer Geschichte habe er jedoch große Mühe zu folgen. Er sei sehr leicht abgelenkt dabei und könne wohl deshalb später diese Geschichte auch nicht richtig wiedererzählen. Ihm gerate dann viel durcheinander, so daß es für Außenstehende gar nicht verständlich sei.

Die Eltern bestätigen die Angaben der Erzieherinnen in einem Gespräch, das wir später mit ihnen führen. Auf Anraten der Erzieherinnen ist er wegen seiner Aufmerksamkeitsstörung in einer Ergotherapie. Nach Aussage der Mutter wundere sich die Ergotherapeutin sehr, wie er sich im Kindergarten verhalte, denn sie selbst erlebe ihn in der Therapiestunde ganz anders.

Wir verabreden daraufhin ein gemeinsames Gespräch mit der Ergotherapeutin, die davor Frank im Kindergarten beobachten soll.

Nun berichtet sie davon, daß sie vollkommen überrascht gewesen sei, wie anders Frank sich im Kindergarten verhalte habe: Er sei da ja ein ganz anderes Kind als bei ihr in der Therapie. – Die Eltern bestätigen das: Zuhause könne er dann gut und ausdauernd spielen, wenn er allein sei. Sobald seine Geschwister jedoch auftauchten, entwickle es sich ähnlich wie im Kindergarten.

Die Erzieherinnen und ich raten den Eltern, die Ergotherapie fortzuführen und ihn vom Schulbesuch um ein Jahr zurückstellen zu lassen. Die Eltern akzeptieren das.

Kommentar

Die Unruhe und Aufmerksamkeitsstörung hindern Frank daran, seine Fähigkeiten beim Spielen zum Tragen kommen zu lassen, wenn er sich in einer Kindergruppe aufhält. „Erziehungsfehler“, durch die die Eltern zu seiner Auffälligkeit beitragen könnten, sind nicht erkennbar. Die Ursache von Franks Verhalten bleibt unklar.

Diese fünf Schicksale machen eines sicherlich sehr deutlich: An der Entstehung von Hyperaktivität und Unruhe sind sehr unterschiedliche Einflüsse beteiligt. Es ist nicht nur das Kind mit seiner Familie, das als „Problem“ im Kindergarten in Erscheinung tritt, es sind auch die Umstände in der Tageseinrichtung, die sich problemverstärkend oder -vermindernd bemerkbar machen.

3 Was macht Kinder im Kindergarten unruhig?

Wenn wir hyperaktive und unruhige Kinder betrachten, sollten wir nicht nur deren Persönlichkeiten in den Blick nehmen, sondern auch nach den Situationen fragen, in denen die Unruhe auftritt oder durch die sie sogar verursacht oder jedenfals verstärkt wird. Es sind ja meistens bestimmte Situationen, in denen störendes Verhalten gehäuft zu beobachten ist. Warum tritt dieses nur hier auf und nicht in anderen? Welche Merkmale haben diese Situationen?

In einem Fortbildungskurs haben wir uns mit diesen Fragen befaßt. Die Erzieherinnen haben in einer Kleingruppenarbeit die nachfolgenden Aspekte zusammengetragen, die ich noch mit eigenen Beobachtungen und Überlegungen ergänzt habe.

1. Rahmenbedingungen

Das Verhalten von Kindern wird ja nicht nur durch ihre persönliche Eigenart bestimmt, sondern auch von den äußeren Bedingungen, in denen sie sich bewegen. Hier ist in erster Linie an den Gruppenraum des Kindergartens zu denken, der so gestaltet sein soll, daß die Kinder in verschiedenen Spielecken sich von anderen abgrenzen können und Rückzugsmöglichkeiten finden. In vielen Kindergärten hat sich der Einbau einer zweiten Ebene als besonders vorteilhaft dafür erwiesen. Und wenn der Kindergarten außerdem mit Kleingruppenräumen, einem großen Flur, vielleicht sogar einem extra Turnraum ausgestattet ist, sind die Kinder weniger dicht gedrängt zusammen. Der Einfluß dieser äußeren Bedingungen wird ja besonders dann deutlich, wenn vor oder nach den Ferien weniger Kinder anwesend sind. Wieviel weniger Konflikte, wieviel weniger Spannung und Streß entstehen dann für alle Beteiligten! Und wie sehr erhöht sich die Reizbarkeit aller, wenn die Räumlichkeiten beengt sind, und schlechtes Wetter den Aufenthalt im Freien behindert!

Auch die Lichtverhältnisse spielen eine Rolle: Es gibt Gruppenräume, die durch hohe Häuser und Bäume in der Nachbarschaft tagsüber sehr dunkel sind, so daß fast immer künstliches Licht notwendig ist. Eine Erzieherin schildert dazu ihre Beobachtungen: „Wir haben Neonlicht im Gruppenraum. Wenn die Lichtverhältnisse durch das Wetter oder die Jahreszeit besser sind und natürliches Licht ausreicht, verändert sich auch die Stimmung: Die Kinder sind weniger gereizt oder aufgedreht."

Die baulichen Gegebenheiten können auch noch in anderer Weise Probleme schaffen: Ich habe einen Kindergarten vor Augen, in dem der Flur in das Treppenhaus des Gemeindehauses übergeht. Wenn die Kinder sich anziehen, um nach draußen zu gehen, ist die Verführung groß, daß sie die Treppe zum ersten Stock hinaufspringen. Da müssen die Erzieherinnen immer wieder die Grenze deutlich machen. Wenn die Kinder nun das Haus verlassen haben, sind sie in diesem Fall aber noch nicht gleich im Garten. Sie müssen einen Hof überqueren und ein zweitesmal warten, bis die Tür zum Garten aufgeschlossen wird. Diese Anordnung, die baulich kaum zu verändern ist, schafft immer wieder Gedränge, Konflikte und Wartesituationen.

Positiv wirkt sich eine möglichst stabile Zusammensetzung der Kinder in der Gruppe und die kontinuierliche Anwesenheit der Erzieherinnen aus. Wenn im Laufe des Kindergartenjahres einzelne Kinder wegziehen und neue aufgenommen werden oder Eltern ihren Rechtsanspruch mitten im Jahr einfordern, müssen sich Kinder und Erzieherinnen immer wieder auf neue Kinder einstellen. Das Zusammenwachsen zu einer Gruppe wird dadurch erschwert.

2. Das Ankommen der Kinder

In manchen Kindergärten bringen die Eltern ihre Kinder in den Gruppenraum; die Eltern nehmen sich Zeit und schauen, ob ihr Kind etwas zum Spielen findet. Oft sprechen sie auch die Erzieherin an. Außerdem erwarten manche Kinder und Eltern, daß die Erzieherin aufsteht, ihnen entgegenkommt und beide begrüßt.

Da sich das Eintreffen der Kinder über ein bis zwei Stunden hinzieht, entsteht dadurch immer wieder Unruhe: Die Erzieherin kann nicht beim Spiel mit den Kindern bleiben. Wenn sie es doch tut, fühlen sich die ankommenden Eltern und Kinder nicht genug wahrgenommen. Denn manche Eltern pflegen ja gerne noch ein Schwätzchen mit der Erzieherin zu halten, ohne daß etwas Wichtiges anliegt.

Manche Kinder sind sehr enttäuscht, wenn ihr Lieblingsspielkamerad nicht da ist. Oft haben sich dann schon andere Spielgruppen gefunden, die entsprechenden Ecken sind besetzt, so daß das Kind sich alleine fühlt und dann oft in seiner Unzufriedenheit andere Kinder ärgert.

Wenn die Kollegin an einem Tag fehlt und nur eine Erzieherin allein in der Gruppe ist, fragen die Kinder, wo sie denn sei. Dabei möchte jedes Kind seine ganz persönliche Antwort haben. Die Kinder suchen an solchen Tagen besonders die Nähe der einen Erzieherin, wollen sich gerne anlehnen und möchten doppelt so viel Zuwendung wie sonst.

3. Freispiel

Manche Kinder finden nicht selbständig in ein Spiel, aus Gründen, die schon erwähnt wurden: Der Spielkamerad ist nicht da, die eine Erzieherin ist abwesend. Hinzu kommen noch andere Umstände, die in der Zusammensetzung der Kindergruppe oder im Befinden des einzelnen Kindes liegen können, daß kein Spiel entsteht. Das mißmutige Herumwandern beeinträchtigt auch die Stimmung anderer Kinder. Und manche Spiele und Spielmaterialien sind schon von anderen Kindern mit Beschlag belegt, so daß nicht alle eine Betätigung nach ihren Bedürfnissen finden. Das liegt zum einen an den äußeren Begrenzungen, Erzieherinnen können hier aber auch ein gewissen Spielraum schaffen, indem sie die Bau- oder Puppenecke vergrößern oder eine zweite einrichten, so daß die Kinder eher zu dem Spiel ihrer Wahl kommen können.

Andere Kinder sind sehr in ihr Spiel vertieft und tun sich schwer damit, sich auf einen neuen Abschnitt einzustellen, wie es die Struktur des Tages mit sich bringt.

4. Aufräumen

Die kleinen Kinder sind das Aufräumen noch nicht gewöhnt. Sie brauchen sehr viel Anleitung, vergessen zwischendurch die Aufgabenstellung und beginnen wieder zu spielen. Wenn die großen Kinder das sehen, haben sie keine Lust, den nun größeren Teil der Aufräumarbeit zu übernehmen: Sie versuchen, sich dem zu entziehen.

Kinder sehen die Aufräumarbeit auch anders als die Erzieherinnen. Den Kindern genügt es, wenn alles weggeräumt ist, d. h., wenn nichts mehr zu sehen ist, egal, ob es am richtigen Platz ist oder nicht. Die Erzieherin legt aber Wert darauf, daß alles an seinem richtigen Platz liegt. Das bedeutet, daß sich Erzieherinnen und Kinder über ihre unterschiedlichen Auffassungen verständigen und eine gemeinsame Linie entwickeln müssen. Ein Teil der Kinder ist beim Aufräumen eher fertig als der andere, so daß Wartezeiten entstehen, die die Kinder dann zum Herumtoben verführen.

5. Stuhlkreis

Manche Kinder genießen den Stuhlkreis, in dem alle zusammensitzen und gemeinsam etwas tun: erzählen, singen, spielen. Andere sind durch diese Situation überfordert oder gelangweilt. Sie können nicht abwarten, bis sie drankommen, finden Spielvorschläge anderer Kinder uninteressant und sind in einer Stimmung, die sie zum Blödsinnmachen reizt. Von dieser Über- oder Unterforderung sind ganz unterschiedliche Kinder betroffen: Neu aufgenomme Kinder oder solche, die noch nicht genug Deutsch verstehen und sprechen können, bringen nicht die Konzentration auf, um ein Lied zu lernen oder einer Geschichte zuzuhören. Und die weitentwickelten, die nun schon das dritte oder vierte Jahr im Kindergarten verbringen, erleben das Ganze als Routine, die ihnen nichts Neues und Interessantes mehr bieten kann.

Wie befriedigend sich das Zusammensein im Stuhlkreis gestalten läßt, hängt auch davon ab, zu welchem Zeitpunkt am Vormittag er stattfindet. Wird das Bewegungsbedürfnis der Kinder unnötig aufgestaut, wenn der Stuhlkreis nach dem Freispiel, dem Aufräumen und dem gemeinsamen Vesper angesetzt wird? Oder haben die Kinder eher Lust dazu, wenn sie von zehn bis elf Uhr draußen waren und sich nun zum Kreis zusammenfinden?

6. Anziehen vor dem Gang nach draußen

Wenn die gesammte Gruppe zur gleichen Zeit nach draußen gehen soll, kann das Anziehen davor zu einer großen Belastung für alle werden. Die Kinder freuen sich auf die Möglichkeit, sich im Garten tüchtig zu bewegen, und stürmen deshalb aus dem Gruppenraum in die Garderobe. Dort ist ein Gedränge kaum zu vermeiden, bis die einzelnen Kinder ihre Schuhe gefunden und angezogen haben. Manche behindern sich gegenseitig, es kommt zu Rangeleien, manchmal auch zu aggressiven Ausbrüchen und Schlägereien. Die älteren Kinder sind meist schneller fertig als die jüngeren, die noch Hilfe benötigen. Die ersteren werden ungeduldig, weil sie warten müssen, die anderen, weil sie selbst nicht so schnell fertig werden. Und zum Schluß entsteht meist noch ein Gedränge, wenn alle sich durch die Tür nach draußen drücken.

7. Besondere Tage

An manchen Tagen findet nicht das „Regelprogramm“ statt, sondern eine besondere Aktivität. Z. B. wird beim Kochtag die Öffnungszeit im Regelkindergarten verlängert, der Nachmittagsbesuch entfällt. Viele Kinder tun sich schwer, den veränderten Ablauf zu verstehen und ihr Verhalten darauf einzustellen.

Sie fragen oft nach und machen das, was eigentlich nicht verabredet ist. Manche sind müde und durch die längere Öffnungszeit überfordert.

Ebenso berichten Erzieherinnen, daß das Feiern eines Kindergeburtstages zu Irritationen führen kann. Die Kinder streiten sich dann, wer neben wem sitzen darf, wer eingeladen wird und wer doch nicht kommen darf etc. Wenn es die Erzieherin manchen Kindern freistellt, an der Geburtstagsfeier im Kindergarten teilzunehmen, ist denen das aber auch nicht recht, wenn sie abseits bleiben.

Ausnahmeregeln gibt es auch an bestimmten Tagen oder in besonderen Situationen. Manchen Kindern fällt es schwer, diese Ausnahme als solche zu begreifen. Sie sprechen in den nächsten Tagen immer wieder davon, daß sie jetzt „ausnahmsweise" eben noch das machen möchten. Andere verstehen nicht, daß die Grenze in dieser Situation weiter gesteckt wird. Sie glauben, daß es nun gar keine Grenze mehr gibt.

Diese Sammlung von Situationen läßt deutlich werden, wie viele „kleine" Belastungen im Alltag auftreten. Manche werden unvermeidbar bleiben. Für andere läßt sich vielleicht eine Verminderung erreichen oder gar Abhilfe schaffen, wozu unten im Teil B Anregungen gegeben werden.

4 Und was macht die Erzieherin unruhig?

Wenn ich mir noch einmal vor Augen führe, was ich in den vorangegangenen drei Kapiteln beschrieben habe – die Begriffsverwirrung, das Unglück einzelner Kinder und ihrer Familien, die schwierigen Situationen im Kindergarten –, dann muß ich erst einmal tief Luft holen bei dem Gedanken an die Belastungen, denen Erzieherinnen ausgesetzt sind. Was läuft bei ihrer Person alles zusammen! Mit welchen Fragen müssen sie sich praktisch und theoretisch auseinandersetzen! Sie sind ja nicht nur mit den ganz normalen Anforderungen des Alltags in der Tageseinrichtung konfrontiert, die ein durchdachtes Konzept und bewußtes Handeln verlangen. Und sie sehen beim Blick in die Kindergesichter nicht nur deren momentane Stimmung, sondern denken auch an Szenen, die sich gestern abend und heute morgen in deren Familien abgespielt haben könnten.

Damit hier kein falsches Bild entsteht: Ich sehe Erzieherinnen nicht als problembelastete, deprimierte Personen, die nur noch Schwierigkeiten in ihrer Arbeit wahrnehmen. Im Gegenteil: Es sind sehr engagierte Frauen, die sich diesen Anforderungen stellen möchten und die darum in einem guten Sinne kämpfen, für sich selbst und ihre Arbeit und für die ihnen anvertrauten Kinder bereichernde und erfüllte Tage zu gestalten. Bei diesen Bemühungen und guten Vorsätzen treten jedoch immer wieder Situationen auf, die unvorhergesehene Störungen und Belastungen mit sich bringen. Und dann kann es noch Spannungen geben, die über längere Zeit einen schleichenden, aber nicht weniger nervenaufreibenden Einfluß haben: Unstimmigkeiten im Team, mit der Leiterin oder mit dem Träger. Wenn ich mich diesen Aspekten zuwende, soll damit nicht das große Klagelied angestimmt, sondern Raum dafür gegeben werden, sich auszusprechen und die Dinge beim Namen zu nennen, um anschließend nach Hilfen, Gegenmaßnahmen und angemessenen Umgangsformen zu suchen (siehe Kapitel 12).

Auf einem Fortbildungskurs für Erzieherinnen, deren Namen natürlich geändert wurden, entstand dazu eine Diskussion, in der Störungen von außen, Elternwünsche und -forderungen, Druck von der Leiterin und besondere emotionale Belastungen genannt wurden (Kapitel 4.1). Ergänzen möchte ich diese Aspekte noch durch eigene Beobachtungen (Kapitel 4.2) und durch Ergebnisse aus der Literatur (Kapitel 4.3).

4.1 Eine Diskussion unter Erzieherinnen

Störungen von außen:

Frau Rehmer: „Ich erlebe das immer wieder: Da nehme ich mir ein Ziel vor, was ich heute mit den Kindern erreichen möchte. Und dann kommt eine Störung dazwischen: Ein Vertreter einer Spielzeugfirma platzt herein, den ich zwar abwimmeln kann, aber ich bin trotzdem erst einmal herausgerissen worden. Und dann klingelt das Telefon: Der Architekt ruft wegen des geplanten Umbaus an, die Personalsachbearbeiterin fragt wegen Unklarheiten auf der Urlaubskarte nach, und der Pfarrer möchte einen Termin für die Vorbereitung des Familiengottesdienstes verabreden. – Das schaffe ich dann manchmal kaum, mich wieder auf die Kinder einzustellen und den Faden da aufzunehmen, wo ich unterbrochen wurde."
Frau Wocker: „Ja, das geht mir auch so. Zu bestimmten Zeiten gehe ich deswegen gar nicht mehr ans Telefon, z. B., wenn ich mit den Kindern in einer Kleingruppenarbeit sitze."

Ein besonderer Tagesablauf:

Frau Lohser: „Wir haben ein oder zwei Tage in der Woche, die sehr vollgestopft sind, weil einige Kinder zur Musikschule gehen. Ein Teil der Kinder hat zuerst Turnen, der andere dann danach. Da muß ich unheimlich gucken, daß ich das alles organisiert kriege, mit Vesper, Zähneputzen usw. Manchmal gerate ich in Situationen, in denen ich die Kinder nur noch herumscheuche."
Frau Rahminger: „Könnt Ihr das nicht anders organisieren?"
Frau Lohser: „Nein, denn da ist der Druck von den Eltern: Wenn

ich nur eine Gruppe turnen lasse, dann beschweren sich die anderen Eltern; die stellen sehr hohe Ansprüche. Von denen kommen schon Klagen, wenn ich meinen Urlaubstag mal auf einen Turntag lege und das Turnen deswegen ausfällt."

Elternwünsche und -forderungen:

Frau Geltner: „Bei uns wollen die Eltern etwas anderes als wir Erzieherinnen: Wir haben uns im Team darauf geeinigt, daß wir jetzt mehr situationsorientiert arbeiten wollen, d. h., daß wir mehr auf die Bedürfnisse der Kinder eingehen, sie nach ihren Wünschen fragen und ihnen mehr ermöglichen wollen. Die Eltern fordern aber stattdessen, daß wir mehr Vorschulerziehung machen."
Frau Kühnel: „Das ist bei uns ähnlich. Wir wollen das nun mit den Eltern klären und haben deswegen schon mit unserem Träger gesprochen. Mit den Eltern haben wir auch schon einen Termin ausgemacht. – Dadurch fühle ich mich schon etwas erleichtert, obwohl der Ausgang noch offen ist."
Frau Diebert: „Also, da entsteht bei mir aber keine Erleichterung, sondern eher Angst: Ich habe schon erlebt, daß zwei Eltern den ganzen Elternabend umfunktionieren wollten. Das ist ihnen dann zum Glück nicht gelungen, woraufhin die zwei dann abgezogen sind, aber das Ganze hat mir furchtbar zugesetzt. Durch solche Dinge werde ich gereizt und bin mit den Gedanken oft woanders."
Frau Geltner: „Die Ansprüche der Kinder sind schon hoch, und denen möchte ich ja auch möglichst nachkommen. Wenn dann die Eltern auch noch kommen, gerate ich in eine Zerreißprobe. Die Kinder brauchen schon sehr viel Kraft, die Eltern mit ihren Forderungen nehmen uns dann aber die Kraft dazu. Besonders ein Vater fragt seine Tochter immer wieder, was sie im Kindergarten mache. Sie sagt, daß sie spiele. Der Vater kommt dann auf uns zu und sagt vorwurfsvoll, daß seine Tochter immer nur spiele. – Von einigen Eltern kriegen wir auch zu hören, daß wir ja nur rumsitzen. Ich bin schon so darauf eingestellt, daß ich immer was in der Hand habe, wenn Eltern auftauchen, damit ich beschäftigt wirke. Dabei muß ich doch nicht alle meine Handlungen vor den Eltern begründen."
Frau Diebert: „Wir müssen ja nicht wirklich immer beschäftigt sein, wenn wir ‚nichts tun', beobachten wir ja, und das ist ja auch wichtig."
Frau Botsch: „Am unangenehmsten finde ich, wenn Eltern mich nicht ernst nehmen. Das sind dann Ärzte oder Rechtsanwälte, die meinen, was weiß eine Erzieherin schon."

Druck von der Leiterin

Frau Weizel: „Mich hat es ganz unruhig gemacht, als meine Leiterin zu mir kam und sagte, daß ich doch mit den Kindern auch nachmittags in den Hof gehen sollte. – Ich habe es deswegen nicht getan, weil ich allein war und weil mir das Anziehen der Kinder (im Alter von acht Monaten bis drei Jahren) zu stressig war. Am Vormittag war ich ja mit denen schon draußen. Die Leiterin hat mir das so gesagt, als vernachlässige ich meine Aufgabe mit den Kindern, und das hat mich innerlich sehr aufgewühlt, auch am Abend noch und sogar noch am nächsten Tag."
Frau Liekert: „Das kenne ich auch. Nach einer solchen Situation habe ich mich auch tagelang noch innerlich aufgeregt und mich später gefragt: Warum habe ich nicht in dem Moment das gesagt, was ich gedacht habe?"
Frau Lohser: „Das kann einem ja auch so mit Kolleginnen gehen."

Besondere emotionale Belastungen:

Frau Wendeling: „Ich habe da Probleme, wenn Kinder weinen, weil ich bestimmte Anforderungen an sie gestellt habe. Ich mache mir dann Vorwürfe, daß ich das Kind vielleicht überfordert habe. Andererseits denke ich, daß das Kind vielleicht spürt, daß es mich mit seinem Weinen beeindrucken kann. Und nun versucht es, auf diese Weise mich ‚herumzukriegen'."
Frau Rahminger: „Ich muß dabei aber auch an mich denken, ich muß mich auch abgrenzen, sonst bin ich nach ein paar Jahren ausgebrannt. Ich sage auch mal zu einem Kind, das sich weh getan hat, daß das jetzt nicht so schlimm sei. In den ersten Jahren im Kindergarten bin ich da innerlich viel zu sehr mitgegangen. Ich habe dann schließlich, auch in vielen Gesprächen mit meinem Partner, mich dazu durchgerungen, für mich eine Grenze zu ziehen, damit ich nach einem Tag im Kindergarten nicht völlig erledigt bin."

4.2 Chaos in der Gruppe

Bei all diesen Anforderungen und Belastungen kann es auch geschehen, daß Erzieherinnen etwas den Überblick verlieren und dann anders handeln, als sie es selbst eigentlich möchten. Das wird nicht nur in der Beobachtung deutlich, die ich gleich schildern möchte, sondern auch in systematischen Untersuchungen in Kindergärten: In besonderen Belastungssituationen schätzten die Erzieherinnen ihr eigenes Verhalten als nicht so ärgerlich und unfreundlich ein, wie die Beobachter. In entspannten Situationen jedoch lagen die Beurteilungen von beiden Seiten sehr dicht beieinander (1).

Wie solche Situationen, die dann schließlich in einem Chaos zu enden drohen, sich entwickeln, habe ich einmal miterlebt:

An dem Vormittag als ich zu Besuch kam, waren 21 Kinder anwesend, davon 12 Vorschulkinder, von denen 9 Jungen waren. Die Möglichkeiten, die der eingruppige Kindergarten sonst bot, konnten nicht voll ausgenutzt werden: Die Puppenecke wirkte dunkel und wenig einladend auf mich, was die Kinder wohl ähnlich empfanden, denn niemand spielte darin; und die große Bauecke, die den Kleingruppenraum ganz ausfüllte, war nicht benutztbar, weil dort noch Sachen von einer früheren Spielaktion herumlagen und noch nicht aufgeräumt waren.

Während der Freispielphase waren einige Kinder mit Spielen am Tisch beschäftigt, drei oder vier Jungen saßen auf dem Boden und bauten aus Lego Flugzeuge. Sie nahmen sie in die Hand und rannten damit durch den Gruppenraum, einige von ihnen warfen sie auch herum. Die dadurch entstehende Unruhe wuchs, als gegen 9.45 Uhr zwei Spielgruppen an Tischen mit ihren Spielen fertig waren oder keine Lust mehr hatten. Diese Kinder schlossen sich der Herumrennerei an. Zwei Jungen rauften in der Puppenecke, bis die Erzieherin sie auseinander holte und sich bemühte, sie für eine Bastelei zu interessieren, ohne rechten Erfolg.

Die beiden Erzieherinnen bemühten sich nun über 20 Minuten hinweg, das Herumrennen, Toben und Raufen zu beenden, was ihnen schließlich auch gelang.

Als sie dann jedoch zehn Minuten später das Signal zum Aufräumen gaben, wurde es wieder turbulent: Die Gruppenleiterin wies einige Kinder an, ihre Spielsachen wegzuräumen, während sie selbst die Stühle für den Stuhlkreis aufstellte. Die Kinder, die nichts zu tun hatten, rannten wieder herum, zwei Jungen lagen auf dem Boden und kämpften miteinander, ein paar ruhigere hatten sich schon auf die Stühle in den Stuhlkreis gesetzt. Als alle Kinder sich schließlich im Kreis versammelt hatten, blieb es weiterhin sehr unruhig, so daß die Erzieherin nach einem Lied das gemeinsame Vesper begann, zu dem wieder Tische und Stühle anders hingeräumt werden mußten. Die Kinder holten ihre Vespertaschen, während die Erzieherinnen die Möbel richtig hinstellten. Während des Vespers wurde es für kurze Zeit einigermaßen ruhig, dann begannen jedoch wieder die Rangeleien zwischen den Jungen, die sich über das Zähne-Putzen und das Anziehen fortsetzten. Es war 11 Uhr, als die Kinder in den Garten gehen konnten.

In dem sich anschließenden Beratungsgespräch fragte ich die Erzieherin, wann sie selbst heute morgen eine Pause nötig gehabt hätte. Sie sagte zuerst, um 10.30 Uhr, dann nach einigem Nachdenken, um 10 Uhr oder davor. Auf meine Frage, ob sie nicht schon vor 10 Uhr die Kinder in den Garten hätte lassen können, meinte sie, daß sie sich schon nach den Bedürfnissen der Kinder richte, aber um 10 Uhr sei es doch noch zu früh.

Im weiteren Verlauf des Gesprächs sprachen wir über die Bedürfnisse der Kinder, besonders über den Bewegungsdrang der Jungen, so daß die Erzieherin schließlich von sich aus sagte, daß sie ihren Tagesablauf doch anders strukturieren möchte. Ich bestärkte sie darin. Wir unterhielten uns auch noch darüber, wie sie das Aufräumen und das Bereitstellen der Möbel für den Stuhlkreis und für das Vesper organisieren könnte.

Mit diesen Maßnahmen gelang es ihr, im Laufe der nächsten Wochen mehr Ruhe in die Gruppe zu bringen.

Dieses Erlebnis in der Gruppe hat mich aus zwei Gründen besonders beeindruckt, zum einen, weil deutlich wurde, wie wichtig es ist, immer wieder nach den Bedürfnissen der Kinder zu fragen, zum anderen, weil die Erzieherin auch den Blick auf sich selbst richten und sich selbst fragen sollte, zu welchem Zeitpunkt eine Überforderung für sie beginnt.

4.3 Betriebsklima und -größe

Es hängt nun nicht nur von der Person der Erzieherin ab, ob sie in eine Verfassung gerät, in der sie sich den Kindern gegenüber nicht mehr so günstig verhalten kann, wie es die Pädagogik eigentlich verlangt, sondern auch von den äußeren Umständen. Wenn man/frau den folgenden Bericht über das Erprobungsprogramm in den alten Bundesländern liest (2, S.9f), ruft die Beschreibung der dort beobachteten Erzieherinnen sicherlich Verwunderung hervor:

In einem Teil der Kindertageseinrichtungen werden „Kinder einzeln und als Gruppe in rüdem Ton beständig reglementiert oder sie bleiben – allerdings stets im Gruppenraum und der Erzieherin ausgeliefert – sich selbst überlassen, so lange, bis dann das eintretende Chaos und der damit verbundene Lärmpegel der Erzieherin an die Nerven geht und sie zu geharnischten und den Kindern überhaupt nicht einsehbaren ... willkürlichen Interventionen bringt ... Die Erzieherinnen ... erleben sich selbst als ohnmächtig gegenüber den negativen Einflüssen von Eltern, Fernsehen und der Gesellschaft überhaupt." Sie bezeichnen „das Verhältnis im Kolleginnenkreis als verhältnismäßig gut ... Sie haben den Anspruch aneinander, daß man sich versteht und sich nicht durch zusätzliche Konflikte gegenseitig belastet. Pausen und Dienstbesprechungen sind durch gegenseitige Bestätigungen über den äußeren ‚Feind' gekennzeichnet."

Handelt es sich um unfähige Erzieherinnen? Auf den ersten Blick scheint das wohl so zu sein. Wenn man jedoch die Arbeitssituation dieser Erzieherinnen betrachtet, wird ihre Überforderung vielleicht verständlich: Sie arbeiten in sehr großen Tageseinrichtungen, die sich in großstädtischen Ballungsräumen befinden, in denen soziale Probleme in den Familien gehäuft und konzentriert auftreten. Die Leiterinnen kümmern sich hauptsächlich um organisatorische und bürokratische Fragen. Begleitung und Unterstützung in pädagogischen Fragen durch Supervision oder Fachberatung finden nicht statt. In dieser Situation fühlen sich Erzieherinnen nicht ganz zu unrecht allein gelassen, sehen keine Zielperspektive ihrer Arbeit und bestätigen sich im Kolleginnenkreis, wie schlimm alles sei.

Angesichts dieser geschilderten Belastungen nicht zu resignieren, ist keine leichte Aufgabe, die Erzieherinnen gestellt ist. Sich diese bewußt zu machen, ist jedoch der erste wichtige Schritt, um Veränderungsprozesse einzuleiten. Wenn ihre Bemühungen – im stillen Kämmerlein zuhause und im Gespräch mit Kolleginnen – zu wenig weiter helfen, ist es ein berechtigter und angemessener Schritt, sich Hilfen von außen durch die Fachberatung oder durch eine Supervision zu holen.

5 Haben sich die Lebensbedingungen von Familien geändert?

Die Entwicklung der Bedingungen, unter denen Familien mit kleinen Kindern leben, haben sich in gegensätzliche Richtungen verändert:

Auf der einen Seite gibt es Familien, die in relativ gesicherten materiellen Verhältnissen leben und in denen die Eltern eine gute, den kindlichen Bedürfnissen angemessene Erziehung praktizieren.

Auf der anderen Seite ist eine größer werdende Zahl von Familien oder Teil-Familien zu sehen, die sich in ungünstigen Lebensumständen befinden und/oder von materieller Not bedroht sind oder schon darin stecken. Die Erziehung dieser Kinder ist von vielerlei psychischen und sozialen Unzulänglichkeiten geprägt.

Dazwischen existiert eine große Zahl von Familien, die sich in einem bescheidenen, aber meist relativ sicheren Wohlstand passabel eingerichtet haben.

Die folgende Schilderung basiert auf eigenen Erfahrungen in der Beratung von Familien, auf einer eigenen Untersuchung sowie auf Erkenntnissen aus der Fachliteratur. Wenn man aus der Fülle unterschiedlicher familiärer Lebensformen einige herausgreift, lassen sich gewisse Überzeichnungen nicht vermeiden. Wenn man also daran geht, diese Beschreibungen auf die eigene Praxis in der Elternarbeit zu übertragen, ist Vorsicht geboten, sonst gelangt man zu vorschnellen (Vor-)Urteilen.

1. „Gutsituierte Familien“

In diesen Familien hat der Wohnraum pro Person erheblich zugenommen. Die materiellen Umstände sind sehr gut, es muß an nichts gespart werden. Die Eltern haben sich bewußt für ihr Kind entschieden, meist werden es dann zwei bis vier Kinder insgesamt, die von gutsituierten Eltern mit einem durchdachten Verständnis von Erziehung großgezogen werden. Zu diesen guten Bedingungen fügen sich die freundschaftliche Kontakte in der Nachbarschaft: In dem verkehrsberuhigten Wohngebiet können sich die Kinder auf der Straße oder in den Gärten treffen. Es fahren nur gelegentlich Autos von Anwohnern vorbei, die bewußt auf spielende Kinder achten. Die Kinder haben viele Möglichkeiten, draußen und drinnen zu spielen, Freunde zu treffen und den in unmittelbarer Nähe gelegenen Wald zu Entdeckungsreisen zu nutzen.

Die Mütter helfen sich gegenseitig, z. B. bei den Wegen zum und vom Kindergarten, zur Musikschule etc.

Für dieses „Paradies“ zahlen aber einige Familien einen hohen Preis: Von der Frau wird einerseits eine sehr weitgehende Identifizierung mit der Hausfrauen- und Mutterrolle gefordert. Wenn sie sich wohl darin fühlt, ist eine wichtige Voraussetzung gegeben, daß auch die Kinder sich wohl fühlen und sich gut entwickeln.

Fällt der Frau das schwer, fühlt sie sich isoliert und unzufrieden, weil sie die Kontakte vermißt, die sie vorher durch ihre anspruchsvolle Berufstätigkeit pflegen konnte, so droht Gefahr: Die Hausarbeit wird Bediensteten übertragen; die Erzieherinnen im Kindergarten bekommen meist nur das Kindermädchen zu Gesicht; die Eltern müßte man extra anrufen, um sie mal zu sprechen. – Die Beschäftigung mit den Kindern wird eher als lästig empfunden. Für sie werden „pädagogisch wertvolle“ Angebote“ organisiert: Musikschule, Ballett, Kinderturnen, Voltigieren, Malen, Töpfern etc. Äußerlich geschieht für diese Kinder sehr viel, innerlich bleiben sie aber dann oft allein, es fehlt an der lebendigen Auseinandersetzung mit ihren kleinen und großen Nöten.

Die Unzufriedenheit von Müttern kann sich auch in zu viel Fürsorge ausdrücken: Das einzige Kind wird zu ihrem fast ausschließlichen Lebensinhalt, jede Äußerung des kleinen Schatzes wird sorgsam registriert und veranlaßt sie zu Anregungen, Hinweisen und Ermahnungen. Das Kind wird in seiner Entdeckerfreude und Selbständigkeit behindert, seelisch bekommt es kaum Luft zum Atmen.

Und welchen Platz nehmen die Väter in diesem Szenario ein? Sie fühlen sich dafür verantwortlich, die materiellen Rahmenbedingungen zu sichern, die dieser Wohlstand verlangt. Das können sie auch, denn in ihren Berufen als Rechtsanwalt, Arzt, Manager in der Industrie oder Kaufmann fließt das nötige Geld, das allerdings selten mit leichter Hand verdient wird, sondern großen und übergroßen Arbeitseinsatz verlangt, nämlich durchschnittlich 60 bis 70 Arbeitsstunden pro Woche. Dementsprechend klagen auch 72 % der Väter und 82 % der Mütter darüber, daß der Mann zu wenig Zeit für die Familie habe. 20 % der Führungskräfte leiden unter körperlichen, psychischen und sozialen Belastungen: „vegetative Beschwerden mit erhöhter Krankheitsanfälligkeit, Anspannungsgefühl und subjektiver erlebter Leistungseinschränkung" (1, S. 293f). Daß Väter diese Mühe auf sich nehmen, hat einmal etwas mit den Sachzwängen des jeweiligen Berufs zu tun: Als Anwalt muß ich mich danach richten, wann meine Klienten Zeit haben, notfalls auch am Abend oder am Samstag.

Diese Sachzwänge sind aber nur ein Aspekt, der das Leben der Väter erklärt. Ein anderer, der wohl ungleich wichtiger ist, liegt in der seelischen Struktur vieler Männer, in der das Erleben von beruflichem Erfolg alles andere in den Schatten stellt:

In dem Buch „Still-Leben mit Vater. Zur Abwesenheit von Vätern in der Familie" zitieren der Diplompsychologe Michael Bode und der Kinderpsychiater Christian Wolf einen prominenten Mann und Familienvater aus einem Radio-Interview:

> „Ich freue mich jeden Tag, wenn ich die Kinder sehe, das ist das Schönste an unserem Leben ... Morgens beim Frühstück sehe ich sie, und abends meistens nicht, weil sie dann fast schon immer schlafen. Wenn es gut geht, sehe ich sie eine Stunde, eine halbe Stunde ... Meine Familie kommt leider viel zu kurz (bei meinem Beruf). Der steht an Nummer eins, zwei und drei ... Wenn ich jetzt sagen würde, ich mache nur noch Kinder und Haushalt, da würde für mich eine Welt zusammenbrechen!" (2, S. 159ff)

Was fehlt Kindern und Müttern, die in solchen Lebensumständen aufwachsen?

- Die Jungen vermissen den Vater, der ihnen durch gemeinsame Aktivitäten helfen könnte, sich mit Männlichkeit auseinderzusetzen und ihre eigene Rolle als „kleiner" und später „großer Mann" zu finden.
- Mädchen brauchen ihren Vater natürlich ebenfalls, um in ihnen ein möglichst positives Bild von Männlichkeit zu erleben.
- Mütter, die durch Abwesenheit des Vaters überfordert und unzufrieden sind, reagieren eher gereizt und sind stärker von ihren Stimmungen abhängig. Die Kinder erleben dadurch weniger Verläßlichkeit in deren gefühlsmäßigen Reaktionen: Das Verhalten der Mutter wird für sie weniger voraussehbar; sie wissen oft nicht, woran sie sind.

2. Mängel und Unsicherheiten in der Erziehung

Unzufriedenheiten von Müttern und Distanz von Vätern gibt es nun natürlich nicht nur in materiell gutgestellten Familien, sondern finden sich in allen sozialen Schichten. Erzieherinnen beobachten, daß Eltern aus mittleren und unteren sozialen Schichten weniger Anregung und emotionale Zuwendung geben als die aus den höheren (3, S. 270f).

Bezogen auf alle sozialen Schichten beklagen Erzieherinnen, daß Eltern ihren Kindern zu wenig Grenzen setzen:

„Ein Kind hat eine Schaufel mehrfach auf eine andere Mutter geworfen. Die Mutter dieses Kindes stand dabei und hat nur hilflos gesagt, daß das Kind doch aufhören solle, worauf es überhaupt nicht reagierte ... Das Kind bekommt von seinen Eltern keine Grenzen gesetzt und ist an keine Regeln gewöhnt ... Es ist einfach mal über die Straße gerannt, da hat die Mutter in bedauerndem Tonfall zu ihm gesagt: ‚Jetzt muß ich leider mit dir schimpfen.' – Das Kind hat unheimliche Schwierigkeiten, sich einzuordnen." (3, S. 396)

Diese Beobachtungen weisen offensichtlich auf ein besonders brisantes Problem in der Erziehung, wie man u. a. an dem enormen Erfolg von Irina Prekops Buch „Der kleine Tyrann" ablesen kann. (4)

Erziehungswissenschaftler, wie der bekannte Tübinger Sozialpädagoge Prof. Dr. Hans Thiersch, stellen einen Wandel in der Einstellung zur Erziehung fest: Die Erwachsenen fühlen sich nicht mehr sicher in ihrer Rolle als erzieherisch wirksame Autoritätsperson; sie mißtrauen ihrer eigenen Machtstellung, die sie gegenüber den Kindern ja de facto haben. Sie praktizieren nun eine „Verhandlungserziehung", in der die Regeln des Zusammenlebens in der Familie besprochen und in einer gegenseitigen Interessen- und Bedürfnisabwägung „ausgehandelt" werden. Viele Eltern führen jedoch diese Verhandlungen so, daß sie elementare Regeln, die für ein gedeihliches Zusammenleben notwendig sind, außer acht lassen:

- Eltern und Kinder sollen sich in gegenseitiger Anerkennung begegnen.
- Die Eltern müssen zu ihrer Machtstellung im positiven Sinne stehen, wenn es um die tägliche Versorgung gerade sehr kleiner Kinder geht und wenn sie Gefahren von den Kindern abwenden müssen. Bei größeren Kindern sollen die Grenzen besprochen werden.
- Aus ihrer Position der Stärke heraus sollten Eltern eher in der Lage sein, in ihren Forderungen und bei der Verwirklichung ihrer Bedürfnisse zurückzustecken.
- Die ausgehandelten Regeln sollen für Erwachsene die gleiche Verbindlichkeit haben wie für Kinder, z. B. das Einhalten von Versprechungen.
- Die notwendige Rücksichtnahme innerhalb der Familie und auf Nachbarn, sollte den Kindern begründet und einsichtig gemacht werden.
- Der Erwachsene sollte seine eigene Position deutlich machen, nicht: „Es wäre gut für dich, wenn du …", sondern „Ich möchte, daß du …"

Die Umsetzung dieser Regeln verlangt nicht nur Geduld von den Kindern, sondern auch von den Erwachsenen im Umgang mit sich selbst. (5)

3. Zur Situation Alleinerziehender

Die Situation von Alleinerziehenden ist nicht von vornherein als besonders problembelastet anzusehen. Ein Teil der Mütter, Väter und Kinder erlebt die Trennung als Erleichterung. Da ja überwiegend Frauen alleinerziehend sind, soll ihre Situation hier genauer betrachtet werden. Viele von ihnen beleben alte Beziehungen zu früheren Freundinnen, knüpfen neue Kontakte und gehen eine neue Partnerschaft ein. (6)

Besondere Schwierigkeiten ergeben sich jedoch aus folgenden Umständen:

- Dem Leben ohne erwachsenen Partner ging meist eine schwierige Zeit voraus, in der die Trennung vollzogen oder die Hoffnung auf ein gemeinsames Zusammenleben enttäuscht wurde. Nun muß frau damit fertig werden, ein Kind zu haben, ohne daß der Vater dieses Kindes seine Erziehungsaufgabe wahrnimmt. Auch das Kind leidet in dieser Zeit, jedenfalls in den meisten Fällen. In einer Phase, in der es selbst viel Verständnis und Zuwendung brauchen würde, kann die Mutter ihm das kaum gegeben, weil sie selbst mit ihren eigenen Lebensproblemen innerlich (und oft auch äußerlich: Stellen- und Wohnungssuche, Umgang mit Ämtern etc.) zu tun hat.
- Im Alltag, der sich nach einiger Zeit meist etwas normalisiert hat, ist ein Teil der Mütter nun recht isoliert und ganz auf sich gestellt:
  Für den Austausch über die kleinen Erlebnisse des Tages und für die Gestaltung des abendlichen Familienlebens steht kein erwachsener Partner bereit, Freude zu teilen, Ärger abzuladen und kleine Gefälligkeiten zu erbitten. Gerade diese Kommunikation hat für das seelische Gleichgewicht von uns Erwachsenen eine sehr große Bedeutung. Andernfalls alles mit sich alleine auszumachen, jede kleine Entscheidung – darf das Kind noch die nächste Fernsehsendung sehen oder nicht? – selbst zu fällen, wird meist als besondere Anstrengung oder Belastung empfunden.
  Bei ausländischen Frauen und bei solchen aus den unteren sozialen Schichten ist die Isolation noch größer. Besonders letzte-

re sind in höherem Ausmaß auf öffentliche Hilfen (Beratungsstellen, Sozialamt etc.) angewiesen. (7)

- Bei einem Teil der Alleinerziehenden besteht die Gefahr, daß das Kind in eine Partner-Ersatzrolle gerät. Das Kind wird nun bei all den Dingen angesprochen, für die eigentlich ein Erwachsener der geeignete Ansprechpartner wäre: Erlebnisse im beruflichen Alltag, gesellschaftliches und politisches Tagesgeschehen, wie es den Nachrichten aus Rundfunk oder Fernsehen zu entnehmen ist, die Auswahl von Fernsehsendungen, die abends oder am Wochenende betrachtet werden sollen.
- Besonders belastend wird es für die Kinder, wenn die Spannungen zwischen den Eltern nach der Trennung oder Scheidung andauern. Das Kind gerät bei den Besuchen beim Vater in Loyalitätskonflikte gegenüber der Mutter. Diese fragt dann beim Zurückkommen kritisch nach, was der Vater gesagt und getan habe – aufwühlende Erlebnisse für das Kind, das unglücklich über diese Lebenssituation ist.
- Der Zustand des Alleinerziehens ist oft nur ein Übergang; viele Alleinerziehende gehen wieder eine Partnerschaft ein oder heiraten schließlich, manche jedoch erst nach einer mehrjährigen Zeit des Alleinseins. Die neue Bindung ist jedoch mit dem Erlebnis belastet, daß die erste Beziehung gescheitert ist. Wie wird es nun in der zweiten gehen?
- Der Mann, der zur Mutter mit einem Kind dazukommt, dürfte in erster Linie an der Frau als Partnerin interessiert sein. In sie ist er ja verliebt. Wie stellt er sich darauf ein, daß er nicht nur Partner der Frau ist, sondern auch Zweitvater eines Kindes wird, das nicht sein eigenes ist? Nimmt er es als manchmal etwas lästige Begleiterscheinung in Kauf? Oder greift er vehement zur Vaterrolle und gibt dem Kind nun pädagogische Direktiven, bevor eine Beziehung zwischen beiden wachsen konnte? Dann antwortet das Kind: „Du hast mir gar nichts zu sagen.“ Und die Mutter stößt ins gleiche Horn und sagt zu ihrem neuen Partner: „Misch du dich da nicht ein!“

4. Zur Situation ausländischer Familien

Traditionelle Erziehungsvorstellungen wirken weiter bei Eltern, die ihre Kindheit in einem anderen Kulturkreis verlebt haben. Was früher oder zuhause geeignet war, Kinder in die Art Gesellschaft hineinwachsen zu lassen, in der die Menschen da und dort lebten, gilt unter den Bedingungen der Fremde nicht mehr: Die Trennung von Männer- und Frauenwelt, wie auf dem Dorf in Anatolien oder Sizilien, wird durchbrochen. Die Sorge der älteren Geschwister um die jüngeren und das Aufwachsen in der altersgemischten Kindergruppe im Freien sind in Deutschland untypisch. Das Spielen draußen ist hier nicht so üblich und praktizierbar wie in der alten Heimat. Trotzdem verbringen ausländische Kinder mehr Zeit auf der Straße als deutsche Kinder. Ihnen wird häufiger verwehrt, in der Wohnung zu spielen oder auch mal zu toben. Wenn ihnen langweilig ist, sitzen sie allerdings länger vor dem Fernseher als deutsche Kinder (8).

Wenn Eltern sich nicht aktiv mit diesen veränderten Bedingungen auseinandersetzen, geraten die Kinder in einen für sie kaum überwindbaren kulturellen Zwiespalt, durch den sich ihre gesellschaftlichen und beruflichen Chancen erheblich verschlechtern. Die Quote ausländischer Kinder auf den Sonderschulen für Lernbehinderte ist überproportional hoch bei Familien aus der Türkei und aus Italien. Diese Ergebnisse finden sich auch in den beiden anderen deutschsprachigen Ländern – Österreich und der Schweiz. (9, 10)

5. Bedrohung durch Armut

Alleinerziehende und kinderreiche Familien leben häufiger in Armut als andere Personen oder Familien. Die materielle Not wird oft als seelisch belastend und sozial isolierend empfunden. In sozial schwachen Familien kommen noch weitere Probleme hinzu: Bei ihnen ist nach der Einführung des Kabelfernsehens der Fernsehkonsum stärker angestiegen als in sozial besser gestellten Familien. Dadurch hat sich die Fähigkeit der Familienmitglieder verringert, sich über die Organisation ihres Alltags auszutauschen und sich auf die gegenseitigen Bedürfnisse besser einzustellen. Hier ist die Gefahr größer, daß die Eltern ihre Direktiven gegenüber den Kindern gewaltsam durchsetzen. Sie haben wenig taugliche Verhaltensweisen zur Verfügung, um eigene Lebensprobleme konstruktiv zu lösen oder zu vermindern. Stattdessen greifen sie zu untauglichen Ausweichhandlungen wie Gewalt, Alkohol oder Fernsehkonsum. Sie empfangen und geben weniger Hilfe in ihrem Verwandten- oder Freundeskreis und sind damit in größerem Maße auf institutionelle Hilfen von Sozialämtern o.ä. angewiesen. So erleben Kinder aus diesen Familien in ihren Eltern seltener Vorbilder für Lebenstüchtigkeit. Sie klagen darüberhinaus häufiger über Langeweile und verbringen auch mehr Zeit vor dem Fernseher. (11,12)

6 Wachsen Kinder heute anders auf als früher?

Diese rhetorisch gestellte Frage kann natürlich nur mit „Ja“ beantwortet werden. Von Interesse wird aber die Untersuchung der Bereiche sein, in denen der Wandel unruhiges und hyperaktives Verhalten begünstigt.

1. Erziehungsformen und Spielmöglichkeiten

In den letzten 50 Jahren hat sich ein ungeheurer Wandel der Kindheit vollzogen:

- Autoritäre Erziehungsformen wurden in Frage gestellt. Die „anti-autoritäre Erziehung“ forderte die Achtung des Kindes als Person und die Berücksichtigung seiner altergemäßen Bedürfnisse.
- Kinder erlebten einerseits einen größeren Freiraum dadurch, daß ihnen weniger Grenzen gesetzt wurden. „Gutes Benehmen“ wurde als Erziehungsziel nicht mehr so wichtig wie „Selbständigkeit“.
- Andererseits wurden die Spielmöglichkeiten im Freien eingeschränkt: Durch die Zunahme des Verkehrs und eine dichtere Bebauung in den Ortschaften und Städten gingen den Kindern wichtige „ökologische Nischen“ verloren, in denen sie unbeaufsichtigt von Erwachsenen ihre Spiele gestalten und ihre Abenteuer erleben konnten. (1)
- Kinder auf dem Land sind in dieser Hinsicht heute immer noch besser gestellt als in der Stadt. Sie:
  - empfinden seltener Langeweile;
  - kennen mehr Plätze zum Toben;
  - beurteilen das Spielen draußen oder auf der Straße positiver;

- möchten lieber selbständig etwas unternehmen und
- verlangen weniger nach organisierten Nachmittagsveranstaltungen als Kinder in der Stadt. (2)

• Aber auch auf dem Land ist ein Wandel in den Lebensformen festzustellen: Bei der Untersuchung einer Landgemeinde ergab sich, daß sich der Prozentsatz der Einwohner unter 15 Jahren von 32 % im Jahr 1961 auf 18,3 % 1987 vermindert hatte. Die früher (im Zeitraum von 1950 bis 1970) vorwiegend genutzten freien unbebauten Flächen werden nicht mehr so häufig zum Spielen aufgesucht. Ihre Zahl hatte außerdem abgenommen, die Bebauung ist dichter geworden. Die Kinder treffen sich auch kaum noch in altersgemischten Gruppen, sondern verabreden sich zu zweit oder dritt. In letzter Zeit sind organisierte Angebote von Vereinen für Kinder neu entstanden oder ausgeweitet worden bis hin zu besonderen Spielangeboten während der Sommerferien. (3)

2. Fernsehen

Der einschneidendste Veränderungsfaktor ist wohl die Ausweitung des Fernsehens. Die Programmvielfalt hat sich erhöht, Videorekorder gibt es fast in jedem Haushalt, oft schon Zweitgeräte für das Kinderzimmer. Die heutige Elterngeneration, jedenfalls der Kindergartenkinder, ist selbst in ihrer Kindheit und Jugend schon mit dem Fernseher groß geworden.

Was kann das im ungünstigen Falle für Familien mit kleinen Kindern bedeuten? In einer Untersuchung über den Fernsehkonsum zeigte sich, daß Familien mit niedrigem Bildungsniveau und ungünstigen Lebensbedingungen am meisten Zeit vor dem Fernseher verbringen, besonders in kinderreichen Familien und bei Alleinerziehenden (4, S. 261). Wenn die Kinder noch sehr klein sind und noch nicht den Kindergarten besuchen, stehen sie in der Regel noch nicht unter einem unmittelbaren Einfluß des Fernsehens – sie werden selbst noch wenig in die „Glotze“ gucken –, sondern indirekt, nämlich durch den Fernsehkonsum der Mutter und der übrigen Familienmitglieder. Was erlebt das kleine Kind beim Füttern und Stillen, wenn die Mutter nebenher fernsieht? Einmal abgesehen von der Geräuschkulisse erfährt das Kind nur geteilte Aufmerksamkeit und Zuneigung von der Mutter. Ein Löffelchen für das Kind – ein Blick zum Fernseher –, das Satt-Werden des Kindes ist ein Nebenprodukt des Krimis. Wir können schon davon ausgehen, daß auch solche Kinder genug zu essen bekommen, was jedoch fehlt, ist die emotionale Gestaltung der Mahlzeit: die Freude der Mutter am Essen und Trinken des Kindes, das gute Zureden, das Herumtragen danach, damit das „Bäuerchen“ kommt. Kinder sind dann zufrieden und ausgeglichen, wenn sie die gefühlsmäßige Übereinstimmung mit der Mutter erleben. Das geschieht hier viel zu wenig und zu selten, so daß diese Kinder quengelig und reizbar werden. Später, wenn sie laufen können, sollen sie den Fernsehkonsum der Erwachsenen nicht stören. Sie werden mit Süßigkeiten und Kindertee aus dem Fläschchen ruhig gehalten. Die schwarzen Schneidezähne bei Kindergartenkindern sind allen Erzieherinnen bekannt.

Wenn die Kinder dann so weit sind, daß sie Gefallen an den bunten bewegten Bildern finden, lernen sie dann etwas dabei? Im ersten Moment ist man geneigt, mit „Ja“ zu antworten, denn Kinder erzählen ja von den Filmen, die sie gesehen haben, jedenfalls die älteren Kindergartenkinder.

Um zu erkennen, wie Kinder zwischen drei und sechs Jahren Fernsehsendungen aufnehmen, schauen wir zuerst darauf, was uns als Erwachsenen abverlangt wird, wenn wir fernsehen: Wir müssen:

- das zweidimensionale Bild auf der Mattscheibe als Abbildung von dreidimensionalen Gegebenheiten interpretieren;
- den Zeitraffereffekt, mit dem Handlungsfolgen im Film dargestellt werden, berücksichtigen;
- Gefühle ausblenden und beiseite schieben. Bei Nachrichtensendungen wären wir hoffnungslos überfordert, wenn wir uns emotional auf das gezeigte Geschehen einlassen würden: Massenunfälle auf der Autobahn, Arbeitslosigkeit, Staatsbesuch, das Wetter – das kann ich nur an mir vorbeirauschen lassen; und bei Spielfilmen müssen wir uns klar machen, daß das keine Realität ist, sondern etwas Ausgedachtes, d. h., der Ermordete ist nicht tatsächlich ermordert worden;
- die Dauerspannung ertragen, in die uns die meisten Filme

versetzen; viele Menschen greifen zu Zigaretten, Alkohol oder Süßigkeiten, um die Anspannung dadurch etwas auszugleichen;
- zwischen der eigentlichen Filmhandlung und den eingestreuten Werbespots unterscheiden können.

Wenn wir gedanklich und verstandesmäßig diese Aufgaben bewältigen, können wir Fernsehsendungen als verkürzte Interpretationen von Wirklichkeit oder als Phantasie begreifen und uns danach unsere eigenen Gedanken dazu machen. Es gibt allerdings Erwachsene, die dazu nicht in der Lage sind:

- „Als Sue Ellen in dem TV-Dauerbrenner ‚Dallas' ihr erstes Kind bekam, schickten herzensgute Zuschauer Windelpakete an die TV-Redaktion.
- Kaum war in der deutschen TV-Seifenoper ‚Lindenstraße' eine Wohnung frei geworden, bewarben sich hunderte von Wohnungssuchenden bei der ausstrahlenden Sendeanstalt." (5, S. 62)

Der österreichische Kinderpsychiater Michael Millner, aus dessen Buch die obigen Zitate stammen, beschreibt eindrucksvoll, welche Erfahrungen Kinder nicht machen, wenn sie fernsehen:

- Sie betätigen nicht ihre Körpersinne (Gleichgewicht, Muskel- und Gelenksinn, Tastsinn), die zum buchstäblichen „Begreifen" von Wirklichkeit wichtiger sind als Sehen und Hören.
- Sie haben kein Übungsfeld um ihre Raumwahrnehmung auszuprobieren und zu entwickeln. Ihr Blick bleibt auf die „Glotze" fixiert. Um Handlungsabläufe zu verfolgen, genügen minimale Augenbewegungen. Die Koordination von Kopf- und Körperbewegungen mit der Blickrichtung wird kaum gefordert.
- Sie wählen nicht solche Reize aus, an denen sie ihre Wirklichkeitserfahrung auf die Probe stellen, z. B. im Spiel mit einem Holzbaukasten, sondern setzen sich einer Reizüberflutung aus, die sie von ihrem Entwicklungsstand her absolut nicht bewältigen können.

Diese Art des Aufwachsens bereitet den Boden dafür, daß Grundschulkinder und Jugendliche ihre Wirklichkeit auf ganz besondere Art und Weise wahrnehmen:

- „Nach einer schwedischen Studie sind bereits 40 % der Grundschulkinder fest überzeugt, daß Menschen ausschließlich durch Mord und Totschlag sterben." (5, S. 79)
- Es gibt keine Tabus mehr: Gewalt, Brutalität und Sexualität stehen Menschen aller Altersstufen praktisch unbegrenzt als Fernseherlebnis zur Verfügung. Das für ein soziales Miteinander notwendige gefühlsmäßige Verstehen und „Mit-leiden" mit anderen Menschen kann sich gar nicht entwickeln: „Als in einer Schulpause plötzlich ein Schüler schrie: ‚Er bringt ihn um, er bringt ihn um' und ich an den Ort des Geschreis lief, sah ich zu meinem Entsetzen einen 13jährigen, der einem Gleichaltrigen einen Tonschneidedraht (Drahtschlinge mit zwei Holzgriffen) um den Hals gelegt und so fest zugezogen hatte, daß der im Gesicht bereits blaurot angelaufen war und nicht mehr atmen konnte. Es gelang mir, die hinten zugedrehte Drahtschlinge an der Halsseite rasch zu durchschneiden und den Buben zu retten. – Als ich den Täter fassungslos zu Rede stellte, meinte er bloß: ‚… ich wollte einfach nur ausprobieren, wie fest man zudrehen kann …'" (5, S. 84)

3. Allergien

Die Anzahl der Menschen, die unter Allergien leiden, hat in den letzten Jahrzehnten erheblich zugenommen. „So klagte 1995 nach Angaben des Zentralinstituts für die Kassenärztliche Versorgung rund ein Drittel aller Kinder und Jugendlichen über allergische Erkrankungen oder Asthma. Litten 1975 etwa ein bis zwei Prozent der Bevölkerung unter Heuschnupfen, so sind es heute bereits 15 Prozent." (6, S. 47).

In städtischen Ballungsräumen treten wesentlich mehr allergische Reaktionen bei Kindern auf als auf dem Lande. Die Fachleute führen das auf die erhöhten Konzentrationen von Schadstoffen aufgrund des Autoverkehrs zurück.

Es sind nun aber nicht nur Umweltschadstoffe, die vermehrt allergische Reaktionen auslösen, sondern daneben auch viele natürliche Nahrungsmittel: Kuhmilch, Hühnereier, Nüsse, Gewürze, Getreide, Fisch, Obst, Fleisch und Gemüse sind in dieser Reihenfolge die häufigsten allergieauslösenden Nahrungsmittel. (7, S. 102).

Man hat auch herausgefunden, daß die Luft in Gebäuden ebenfalls Schadstoffe enthält, die das Zentrale Nervensystem, die Schleimhäute der Atemwege, die Bindehäute der Augen oder die Haut beeinträchtigen können. Aufgrund entsprechender Untersuchungen hat man folgende Ursachen dafür gefunden: „Unzureichende Lüftung, mikrobiologische Verseuchung durch Milben, Reinigungsmittel, Tabakrauch, Baumaterialien und Klimaanlagen" (6, S. 46).

Warum reagieren nun auf diese Umweltbelastungen oder Nahrungsmittel nur bestimmte Kinder, aber nicht alle? Der Grund dafür liegt in konstitutionellen Besonderheiten: Kinder, deren Eltern schon Allergien haben, entwickeln wesentlich häufiger ebenfalls solche Reaktionen als Kinder nicht allergisch reagierender Eltern. Das ist jedoch nicht der einzige Grund, hinzu kommt noch eine Schwächung des Immunsystems durch Krankheiten oder Streß.

4. Streß

Mit Streß bezeichnet man eine erhöhte Beanspruchung des Organismus. Streß ist nicht von vornherein etwas Negatives, sondern stellt im positiven Sinne eine angemessene körperlich-seelische Reaktion auf besondere Belastungen dar, z. B. eine anspruchsvolle Arbeit, das Lernen auf eine Prüfung, das Vorbereiten von Festen etc. Negativ wird der Streß erst dann, wenn der Organismus ständig unter sehr hoher Anspannung steht und ein Ausgleich durch Ruhephasen, Sport oder angenehme Erlebnisse fehlt. Daß Kinder und Jugendliche im Schulalter unter ungesundem Streß leiden, wird durch Untersuchungsergebnisse aus zwei Bereichen deutlich:

- Immmer mehr Kinder leiden unter Schlafstörungen: Jedes fünfte Kind ist davon betroffen. Die Folge davon ist, daß diese Kinder „leicht ablenkbar, unausgeglichen und reizbar sind" (8, S. 57). Aufgrund der Schlafstörungen werden die

Verarbeitungsprozesse gestört, die Kinder (und Erwachsene) während des Schlafes benötigen, um Erlebnisse des Tages unbewußt zu verarbeiten. Diese Beeinträchtigungen zeigen sich in Konzentrationsstörungen, in Stimmungsschwankungen und übertriebenen gefühlsmäßigen Reaktionen.

- Eine erschreckend hohe Zahl von Kindern und Jugendlichen nimmt Medikamente zu sich, die Aufregung vermindern, die Lernfähigkeit steigern und den Schlaf vertiefen sollen. 10 bis 20 % leiden unter Konzentrationsstörungen, Zappeligkeit, Kopf- oder Magenschmerzen sowie Schlafstörungen. Mehr als ein Drittel der Kinder, die von diesen Beeinträchtigungen betroffen sind, nehmen ein oder mehrere Medikamente zu sich, um die Auswirkungen zu lindern (9).

Diese Ergebnisse sind bei Schulkindern und Jugendlichen (und ihren Eltern) erhoben worden. Muß man sich für das Kindergartenalter deshalb schon besondere Gedanken machen? Ich meine, ja. Die angegebenen Auffälligkeiten zeigen ja eine eingeschränkte Belastbarkeit und/oder eine Überforderung von Kindern. Hinzu kommt die unzureichende Fähigkeit der Eltern, ihren Kinder in der Bewältigung von Belastungen angemessen zu helfen oder zuviel Streß von ihnen fernzuhalten. Dahinter steht eine zuwenig entwickelte Erziehungsfähigkeit der Eltern, die sich nicht erst im Schulalter als problematisch erweist, sondern auch schon im Kindergartenalter beobachtet wird. (10)

5. Bewegungsmangel

Zur ungesunden Lebensweise heutzutage trägt der Bewegungsmangel entscheidend bei. Bei Einschulungsuntersuchungen kommen Ärzte zu erschreckenden Befunden:

- Bei 60 % der Kinder wurden Haltungsschäden festgestellt;
- bei 40 % ein schwaches Herz-Kreislauf-System;
- bei 40 % Muskelschwächen und motorische Koordinationsprobleme sowie
- bei 30 % Übergewicht (11, 12).

Diese Defizite haben nicht nur Nachteile für die rein körperliche Entwicklung und kognitive Leistungsfähigkeit der Kinder, sondern wirken sich auch auf das seelische Befinden sowie auf soziales und emotionales Verhalten ungünstig aus.

6. Einschränkungen durch den Autoverkehr

Die Unfallzahlen im Straßenverkehr sinken, so zeigen es die Statistiken an. Können Kinder nun wieder sorgloser „draußen auf der Straße“ spielen?

Ein genauerer Blick auf solche Statistiken sagt uns das Gegenteil: Wenn man nämlich den Geburtenrückgang berücksichtigt, steigt das statistische Unfallrisiko für Kinder im Alter bis zu 15 Jahren an, so hat es der (alternative) Verkehrsclub VCD errechnet (13, S. 69).

Dieser Umstand spiegelt sich auch im Erleben der Kinder wieder: In einer großen Umfrage unter Kindern, veranstaltet vom VCD, ergab sich aus 4200 zurückgesandten Fragebögen, daß „fast die Hälfte der Kinder notierte, daß die Autofahrer nicht rechtzeitig am Zebrastreifen anhielten“.

Die Eltern wissen das offensichtlich auch, denn sie lassen die Kinder selten nach draußen. Anders handhaben das die Mitbürger unter uns, die aus einem Kulturkreis kommen, in dem sich das Leben ausgeprägter außerhalb des Hauses abspielt als bei uns: bei Immigraten aus dem Mittelmeerraum. Die meisten verunglückten Kinder stammen aus solchen Familien. Für die anderen Kinder, die zuhause gehalten und somit unter einer „zunehmenden Kinderfreiheitsberaubung“ (13, S. 69) leiden, entstehen die bekannten und schon erwähnten Folgen: Übermäßiger Fernsehkonsum und Bewegungsmangel.

7 Merkmale hyperaktiver und unruhiger Kinder

Aus den Schilderungen der hyperaktiven und unruhigen Kinder in Kapitel 2 ist schon in Umrissen deutlich geworden, was die besonderen Verhaltensmerkmale dieser Kinder sind. Sie lassen sich in Kernsymptome (Kap. 7.1) und Folgesymptome (Kap. 7.2) aufteilen.

Diese Darstellung beziehe ich nur auf Hyperaktivität, weil die Schwierigkeiten ja dabei am deutlichsten hervortreten. Damit nicht der unzutreffende Eindruck entsteht, hyperaktive Kinder bestünden aus einer Ansammlung von Störungen, müssen wir auch danach fragen, welche positiven Seiten sie haben (Kap. 7.3). In den sich anschließenden Definitionen soll deutlich werden, wie „Hyperaktivität“ insgesamt zu verstehen ist und worin sie sich von „Unruhe“ unterscheidet (Kap. 7.4).

Zum Schluß soll Antwort auf die Fragen gegeben werden, mit wieviel hyperaktiven Kindern in der Bevölkerung zu rechnen ist und ob mehr Jungen oder mehr Mädchen davon betroffen sind (Kap. 7.5).

7.1 Kernsymptome

Im Verhalten hyperaktiver Kinder treten in aller Regel vier Kernsymtome auf: Aufmerksamkeitsstörung, Impulsivität, Hyperkinese sowie emotionale Labilität (1, 2). Im folgenden sollen diese vier Kernsymptome genauer betrachtet werden.

1. Aufmerksamkeitsstörung

Aufmerksamkeit umfaßt mehrere unterschiedliche Funktionen:

- Das Kind muß sich darauf konzentrieren, nur bestimmte Reize wahrzunehmen und andere zu ignorieren. Es muß zwischen Wichtigem und Unwichtigem unterscheiden.
- Die Aufmerksamkeit muß über eine gewisse Dauer auf den gleichen Gegenstand gerichtet werden, z. B. auf das Zusammensetzen eines Lego-Bauwerkes.
- Aufmerksamkeit wird auch gefordert, wenn das Kind bei einem Spiel auf ein bestimmtes Signal warten muß, bis es selbst aktiv werden kann.

Hyperaktive Kinder haben mit diesen drei Funktionen aufmerksamen Verhaltens besondere Schwierigkeiten: Sie lassen sich durch „Unwichtiges" leicht von ihrer momentanen Tätigkeit ablenken. Wenn sie im Gruppenraum mit einem Spiel am Tisch beschäftigt sind, bekommen sie trotzdem alles mit, was in der Gruppe geschieht: Wo gerade jemand etwas fallen läßt, jemand lauter spricht, jemand durch den Raum rennt, jemand nach der Erzieherin ruft etc.

Diese Kinder haben ihre Augen überall und nehmen mit hoch aufgestellten und weit ausladenden Ohren jedes Geräusch wahr, nicht nur im Gruppenraum, sondern z. B. auch besondere Autogeräusche von der Straße.

Diesen Zustand bezeichnet man als „Reizoffenheit": Das Kind nimmt sehr viel Reize wahr, hört und sieht alles. Kinder, die nicht hyperaktiv sind, verhalten sich anders: Wenn sie mit einer interessanten Aufgabe beschäftigt sind, scheint die Welt um sie herum zu versinken, nichts wird mehr wahrgenommen, was sie von ihrem augenblicklichen Spiel ablenken könnte. Bei diesen Kindern funktioniert die Schaltstelle im Stammhirn, die wir Reizfilter nennen. Hier wird das Unwichtige ausgesondert, so daß es gar nicht bis ins Bewußtsein vordringt. Hyperaktive Kinder leiden dagegen unter einer „Reizfilterschwäche", die zu viel an unwichtigen Reizen durchläßt, so daß es zu der beobachtbaren leichten Ablenkbarkeit kommt.

Wenn das Kind so schnell abgelenkt ist, benötigt es immer wieder eine extra Anstrengung, um sich erneut seiner Aufgabe zuzuwenden. Das schaffen viele hyperaktive Kinder auch, aber insgesamt nur über einen wesentlich kürzeren Zeitraum als andere. Sie verlieren schneller die Lust daran, weil sie ja so viel von dem anderen Interessanten verpassen, das um sie herum geschieht. Man kann bei hyperaktiven Kindern einen förmlichen „Reizhunger" beobachten. Wenn sie nicht genug zu tun bekommen, verschaffen sie sich zusätzliche Reize, indem sie zappeln oder herumhampeln.

Aufmerksamkeitsstörungen treten in der Regel verstärkt dann auf, wenn das hyperaktive Kind sich auf Aufgaben konzentrieren soll, die von anderen Personen vorgegeben sind, z. B. im Stuhlkreis, beim gemeinsamen Basteln in der Kleingruppe und später im Schulunterricht.

Wenn die Situation für das hyperaktive Kind günstig ist – wenig Ablenkung durch andere Personen, Möglichkeit zum kreativen Spielen – und es ein interessantes Spiel gefunden hat, kann es jedoch mit großer Ausdauer bei der Sache bleiben.

2. Impulsivität

Im vorangegangenen Absatz haben wir den Weg, den die Reize von den Sinnesorganen bis zum Zentralen Nervensystem zurücklegen, betrachtet. Die Informationen, die nun auf diesem Wege über die Nervenbahnen „oben" im Gehirn ankommen, rufen dort eine Reaktion hervor, die sich in einer motorischen Handlung zeigt: Ich höre ein Geräusch hinter mir und drehe mich um, um zu sehen, was das war. Hyperaktive Kinder drehen sich nun nicht nur um, sondern springen meist auf und laufen hin, um die Ursache des Geräusches genauer zu erkunden. Das Kind folgt seinem augenblicklichen Impuls, ohne einen Gedanken darauf verschwenden zu können, ob diese Handlung jetzt situationsangemessen ist oder nicht. Das plötzliche Aufstehen vom Vespertisch oder das Wegrennen von einem Spiel sind Anzeichen für die übergroße Impulsivität. Nicht-hyperaktive Kinder haben sich da besser in der Gewalt: Sie merken, daß es jetzt nicht angebracht ist, dem augenblicklichen Impuls nachzugeben. Sie können sich leichter auf die Anforderungen der jeweiligen Situation einstellen und sich besser steuern. Hyperaktive Kinder dagegen haben eine „Impulssteuerungsschwäche".

Diese Besonderheit führt nun dazu, daß hyperaktive Kinder oft nur sehr kurze Handlungssequenzen bewältigen, weil sie dann schon wieder von etwas anderem abgelenkt sind und impulsiv darauf reagieren. Das hat fatale Folgen:

- Die Kinder entwickeln nicht die üblichen alltäglichen Gewohnheiten: Sie „vergessen" einfach, daß sie die Jacke aufhängen sollen, wenn sie sie ausgezogen haben. Unsere Gewohnheiten bestehen ja in einer festgelegten Reihenfolge einzelner Handlungsschritte, mit der wir alltägliche Routinearbeiten leichter bewältigen können. Die Entwicklung solcher Routinen sind für Kinder äußerst wichtig, weil dadurch die Grundlage dafür gelegt wird, später komplexere Handlungsabläufe, z. B. bei Lernaufgaben in der Schule, in sinnvollen Schritten zu absolvieren.
- Die Impulsivität hindert die Kinder daran, einen Vergleich zwischen eigentlichem Ziel und auftretenden Fehlern anzustellen. Es wird schnell etwas gemacht, beim Malen oder Basteln, es wird jedoch nicht genauer geprüft, ob das Ergebnis mit den anfänglichen Vorstellungen übereinstimmt oder nicht. Das Lernen wird zu wenig durch Selbstkorrektur überprüft.

Impulsivität zeigt sich nun nicht nur in den beiden gerade beschriebenen Handlungsarten, sondern auch in der Art und Weise, wie sich hyperaktive Kinder bewegen. Auch in ihrem Bewegungsablauf sind sie impulsiv und ungesteuert.

Motopäden haben die Bewegungsabläufe hyperaktiver Kinder genauer untersucht. Ihnen ist dabei folgendes aufgefallen (3):

- Die Bewegungen laufen vielfach zu schnell ab.
- Es zeigt sich eine Vorliebe für großräumige Bewegungen.
- Darunter mangelt die behutsamere, fein abgestufte Bewegungssteuerung: Es kommt zu überschießenden Bewegungen.
- Es wird zu viel Kraft aufgewendet; auch hier ist die Feinsteuerung unterentwickelt.
- Die Kinder machen auf Grund ihres Dranges zu großräumigen hektischen Bewegungen zu wenig Erfahrungen mit fein

abgestuften Bewegungsabläufen. Dadurch entsteht nur ein eingeschränktes Repertoire an Bewegungsmustern.
- Motorische Handlungsabfolgen werden nicht genau genug geplant: Die zielgerichtete Aufmerksamkeit ist beeinträchtigt, der Vergleich von Ziel und Ergebnis wird nicht vorgenommen.
- Sie erkennen zu wenig Gefahren, z. B. wenn sie aus einem Impuls heraus über eine verkehrsreiche Straße rennen.

Reizfilterschwäche und Impulssteuerungsschwäche weisen auf einen weiteren Mangel hin, nämlich auf die zu wenig entwikkelte Fähigkeit, parallel zu denken. Bei nicht-hyperaktiven Kindern läuft neben der Reizaufnahme schon parallel ein Entscheidungsprozeß ab, in dem die Person zwischen Wichtigem und Unwichtigem unterscheidet. Das gleiche geschieht noch einmal bei der Umsetzung von Impulsen in Handlungen: Entspricht das, was ich jetzt gerade tun möchte, den Regeln der Situation? Muß ich jemanden fragen? Oder kann ich meinen Impuls durch solch eine Handlung ausdrücken, die von den anderen akzeptiert wird?

Diese mangelnde Fähigkeit zeigt sich besonders in Situationen, in denen das hyperaktive Kind sich an vorgegebenen Regeln und Aufgaben orientieren soll.

3. Hyperkinese

Hyperaktive Kinder wirken oft überdreht, aufgeregt und hektisch. Das zeigt, daß ihr Aktivitätsniveau eigentlich zu hoch ist. Unser Organismus kann sich ja in unterschiedlichen Erregungszuständen befinden: Schlaf, Dämmerzustand, Tagträumen, „normale“ Wachheit bei Routineaufgaben, Angespanntheit bei besonderen Leistungen, Streß, bis hin zu außerordentlichen Erregungszuständen, z. B. bei einem sportlichen Wettkampf. Bei uns stellt sich in der Regel das Aktivitätsniveau ein, das wir für die jeweilige Aufgabe brauchen. Das Ansteigen des Erregungszustandes merkt man an zunehmendem Pulsschlag, tieferer und schnellerer Atmung sowie erhöhter Wachheit.

Unser Erregungszustand wird durch äußere und innere Reize

gesteuert: Ich sehe etwas Interessantes und bin nun ganz aufmerksam und angespannt, um das genauer zu beobachten. Oder mir kommt eine zündende Idee, was ich jetzt gerade tun möchte, und schon bin ich aus meiner Tagträumerei erwacht und ganz bei dieser neuen und aufregenden Sache. Dieser Vorgang des „Wachwerdens“ wird durch die zweifache Wirkung von Reizen beeinflußt: Der spezifische Reiz sagt mir etwas über den Gegenstand, den ich sehe: z. B. eine Puppe. – Dieser Reiz hat aber nun, je nach meiner Bedürfnislage, noch eine unspezifische Wirkung, indem er das Aktivitätszentrum im Stammhirn anregt und nun den Organismus in ein höheres Aktivitätsniveau bringt, das mich interessiert und handlungsfähig macht.

Das, was für uns nicht-hyperaktive Menschen so selbstverständlich und unbewußt abläuft, funktioniert bei hyperaktiven Kindern anders: Durch ihre Reizoffenheit befinden sie sich schon im „Normalzustand“ auf einem erhöhten Aktivitätsniveau. Wenn nun noch eine Vielzahl von neuen interessanten Reizen auf diese Kinder einströmt, wie es ja der Aufenthalt in der Kindergruppe mit sich bringt, so steigt das Erregungsniveau noch weiter an. Wenn nun noch etwas passiert, das das hyperaktive Kind ärgert, reagiert es mit einem Wutausbruch.

Wenn wir in der Regel auf „100 Touren“ laufen, befinden sich hyperaktive Kinder schon auf „150 Touren“. Wenn uns etwas aufregt, steigert sich unsere Erregung auf „130“; und da sind wir immer noch handlungsfähig und können überlegen, wie wir unseren Ärger ausdrücken sollen. Hyperaktive Kinder sind bei ihrem Ausgangsniveau von 150 Touren bei einer Enttäuschung gleich auf 180 und damit in einem Zustand, in dem sie nicht mehr ihre Handlungen bewußt steuern können: Dann wird zugeschlagen, geschrien, getobt und geweint. Das erhöhte Aktivitätsniveau (von 150 Touren) bringt auch die körperliche Zappeligkeit mit sich: Etwas muß immer in Bewegung sein: auf dem Stuhl kippeln, mit dem Finger auf den Tisch klopfen, mit den Füßen wippen etc. Wenn diese Kinder für einige Minuten mal ruhig sitzen können, ist danach das Bewegungsbedürfnis umso stärker zu spüren. Das zeigt sich dann in überschießenden Bewegungen wie bei Andreas im Spielkreis (siehe Kapitel 2).

Wenn man/frau sich diese Mechanismen vorstellt, wird vielleicht nachvollziehbar, daß das Aktivitätsniveau je nach Situation sehr unterschiedlich sein kann: Im Kinderzimmer zuhause und als Einzelkind in der Familie wirkt das hyperaktive Kind zwar lebhaft und auch unruhig, aber längst nicht so aufgedreht und überschießend wie im Kindergarten; denn hier ist das Kind ja viel mehr Reizen und Ablenkungen ausgesetzt.

Dieser Unterschied läßt sich auch innerhalb des Kindergartens beobachten: Wenn frühmorgens, am Nachmittag oder in den Schulferien weniger Kinder anwesend sind, ist das hyperaktive Kind auch nicht so unruhig wie sonst.

4. Emotionale Labilität

Impulsivität und hohes Erregungsniveau beeinflussen bei hyperaktiven Kindern sehr stark die gefühlsmäßigen Reaktionen: Die impulsiven Einfälle begeistern das Kind sehr schnell. Begleitet werden sie durch die Hoffnung, schnell zu einem befriedigenden Erlebnis zu kommen. Tritt das nicht ein, weil es sich doch nicht so schnell verwirklichen läßt und/oder das Kind zu ungeduldig und zu hektisch war, ist die Enttäuschung umso größer, die sich wiederum spontan und impulsiv entlädt. Dem Kind mißlingt nicht nur eine angemessene Steuerung seiner Aufmerksamkeit, seiner Impulse und seiner Erregung, sondern auch seiner Gefühlsreaktionen.

Dies ist für Kinder im Kindergarten von ihrem Entwicklungsstand her sowieso schwierig genug. Sie können aber durch altersgemäße Anforderungen und eine gute pädagogische Führung lernen, emotional angemessen zu reagieren. Hyperaktive Kinder haben jedoch große Mühe damit.

Zum besseren Verständnis der Vorgänge, die im menschlichen Organismus bei den vier Kernsymptomen der Hyperaktivität ablaufen, wird auf den nebenstehenden Kasten verwiesen, in dem einige grundlegende Prinzipien erläutert werden, nach denen unser Zentrales Nervensystem funktioniert.

Die Funktionsweise des Zentralen Nervensystems

Das Zentrale Nervensystem dient der Aufnahme, Speicherung und Verarbeitung von Informationen, die über die Sinnesorgane aufgenommen werden. Im Prozeß dieser Verarbeitung werden Handlungspläne entwickelt, nach denen der Mensch situationsangemessen tätig sein kann.
Die Informationsweitergabe erfolgt über die Nervenbahnen. Innerhalb einer Nervenzelle wird die Information durch winzige elektrische Impulse weitergegeben. Bei dem Sprung von einer Nervenzelle zur nächsten – dieser Zwischenraum heißt Synapse – übernehmen nun chemische Botenstoffe (Neurotransmitter) diese Aufgabe. Unter ihnen gibt es solche, die Informationen beschleunigt weitergeben, und solche, die sie hemmen. Bei hyperaktiven Kindern hat man einen Mangel der hemmenden Botenstoffe festgestellt. Daher rühren die Reizfilterschwäche und die Impulssteuerungsschwäche.
Nach heutigen Erkenntnissen (4) hat man das äußerst komplexe Geschehen im Gehirn in vier Funktionsbereiche aufgeteilt:

I. Ein Teil des Stammhirns dient der Steuerung des Aktivitätsniveaus. Hier vollzieht sich die aktivitätssteigernde oder -vermindernde Wirkung von Reizen.

II. In den beiden Seiten- und im Hinterhauptlappen der Großhirnrinde werden die Informationen aus den verschiedenen Sinnesorganen aufgenommen, im Gedächtnis gespeichert und verarbeitet.

III. Im Vorderhauptlappen werden nun „Verhaltensprogramme" entwickelt. Von hier aus werden sie in Tätigkeit gesetzt und gesteuert. Ihre Wirksamkeit wird durch Denken und Sprechen überprüft.

IV. Zwischen Großhirnrinde und Stammhirn befindet sich eine Formation, das Lymbische System, von dem alle Handlungen mit Gefühlen begleitet werden.

Hyperaktive Kinder haben also besondere Schwierigkeiten in den Funktionsbereichen I, III und IV.

5. Unterschiedliche Ausprägung der Symptome

Die oben genannten vier Kernsymptome können nun in unterschiedlicher Ausprägung bei einzelnen Kindern auftreten:

- Die Aufmerksamkeit wandert ständig von einer Sache zur nächsten; das Kind bleibt aber an seinem Platz und rennt nicht ständig herum.
- Die Impulsivität ist sehr ausgeprägt: Das Kind kann nicht abwarten, bis es drankommt. Was es gerne tun oder haben möchte, muß sofort ermöglicht oder erfüllt werden.
- Die Hyperkinese steht im Vordergrund: Das Kind kann nicht still sitzen, hört aber bei einer vorgelesenen Geschichte gut zu.
- Die emotionale Labilität ist das vorherrschende Merkmal: Das Kind ist körperlich relativ ruhig, kann sich auch länger mit einer Sache beschäftigen, rastet aber aus, wenn irgendwas nicht gelingt, und wird schnell wütend, auch bei eigentlich kleinen Anlässen.

7.2 Folgesymptome

Diese Auffälligkeiten ziehen oft einen ganzen Rattenschwanz von weiteren Problemen nach sich:

1. Es fällt Eltern schwer, zu ihrem hyperaktiven Kind eine gute emotionale Beziehung aufzubauen: Das Kind wirkt eigensinnig, manchmal abweisend; es geht einem auf die Nerven; die gut gemeinten und bei anderen Kindern erfolgreichen Zuwendungen haben nicht den gewüschten Effekt.

2. Ähnlich ergeht es den Erzieherinnen im Kindergarten: Die häufigen Störungen und Regelübertretungen führen zu sehr vielen Ermahnungen, mit denen jedoch kein Fortschritt in den Integrationsbemühungen zu erreichen ist.

3. Das Ungestüm, mit dem viele hyperaktive Kinder losrennen, wird von einem unterentwickelten Gespür für mögliche Gefah-

ren begleitet: Es kommt zu häufigeren Unfällen beim Klettern, beim Herunterspringen, beim plötzlichen Über-die-Straße-Laufen. Das wiederum steigert die ängstlichen Ermahnungen der Eltern.

4. Das hyperaktive Kind erlebt im Umgang mit den Dingen seiner Umgebung wenig Erfolgserlebnisse: Begonnene Bauwerke aus Lego o. ä. werden nicht zu Ende geführt oder bleiben auf einem sehr simplen Niveau. Das Kind wird mit der Frage konfrontiert, was es denn eigentlich gut kann. Die nicht so positiven Antworten darauf lassen ein labiles Selbstwertgefühl entstehen.

5. Der Kontakt zu anderen Kindern entwickelt sich nicht gut. Es scheint ihm das Gespür dafür zu fehlen, wie es spielerisch Kontakt zu anderen Kindern aufnehmen könnte. Oft drängt es sich anderen Kinder auf und versucht deren Spiel zu bestimmen. Die ständigen Störungen, die Unruhe, das emotionale Explodieren stoßen viele Kinder ab: Sie bewerten das hyperaktive Kind als unattraktiven Spielpartner.

6. Geringes Selbstwertgefühl und schlechter Kontakt zu anderen Kindern vergrößern die seelischen Belastungen, unter die das hyperaktive Kind gerät. Wie soll es so zu sozialer Anerkennung kommen? Ein häufig beschrittener Ausweg wird in oppositionellem Verhalten und in Kaspereien gesucht: Wenn ich mich gegen die Erzieherin stelle, werde ich vielleicht von anderen Kindern bewundert, daß ich mir das zutraue. Und wenn ich den Kasper spiele, kann ich für einen kurzen Moment das Gelächter der anderen genießen.

7. Bei Leistungsanforderungen fällt es dem hyperaktiven Kind schwer, sich so zu konzentrieren, daß es die Anweisung begreift. Oft hört es gar nicht bis zu Ende zu, sondern beginnt aus dem ersten Impuls heraus. Die spätere Korrektur durch die Erzieherin und das Umlenken auf das vorgegebene Ziel können wieder heftige emotionale Reaktionen hervorrufen: Mit einem Schrei aus Wut und Enttäuschung fliegt das Bastelmaterial über den Tisch. – Für die Fertigstellung benötigt es dann auch mehr Zeit und Hilfestellung durch die Erzieherin als andere gleichaltrige Kinder.

7.3 Nur negative Seiten?

Haben diese Kinder denn nur negative Seiten? – wird man nach dieser Liste von Problemen fragen.

Nein, zum Glück!

Manche hyperaktive Kinder sind überdurchschnittlich intelligent. Ihre Besonderheit geht oft mit einer ausgeprägten Kreativität einher. Sie haben ausgefallene Ideen, kommen zu ungewohnten Kombinationen und können auf diese Weise eine wirkliche Bereicherung für das Leben in der Kindergartengruppe sein. Notwendig ist dafür aber der aufmerksame Blick der Erzieherin, die positiv darauf eingehen kann.

Hyperaktive Kinder sind nicht nachtragend. Sie vergessen die Auseinandersetzungen schnell und kommen am nächsten Tag so in den Kindergarten, als sei nichts gewesen. Sie können sehr hilfsbereit sein. Neuaufgenommenen Kindern zeigen sie mit viel Liebe und Einfühlsamkeit alles im Kindergarten.

Diese positiven Seiten kommen allerdings nur bei den Kindern zum Vorschein, die unter günstigen psychosozialen Bedingungen aufwachsen. Bei den anderen müssen diese brachliegenden Fähigkeiten oft erst mühsam erschlossen oder entwickelt werden (was leider nicht immer gelingt).

7.4 Definitionen

Unruhe zeigt sich bei Kindern hauptsächlich durch Konzentrationsmangel und gelegentliches körperliches Unruhigsein.

Hyperaktivität liegt dann vor, wenn die vier Kernsymptome Aufmerksamkeitsstörung, Impulsivität, Hyperkinese und emotionale Labilität ausgeprägt auftreten und über einen längeren Zeitraum (mindestens sechs Monate) unverändert bleiben.

Hyperaktive Kinder, die unter günstigen Lebensbedingungen aufwachsen, können sich positiv entwckeln. Wenn jedoch noch weitere belastende Persönlichkeits- und Verhaltensmerkmale hinzukommen, kann der weitere Lebensweg äußerst problematisch verlaufen, wie in Kapitel 20 noch beschrieben wird.

Für diese Menschen gelten die folgenden Definitionen von Fachleuten:

> „Hyperaktivität ist eine Entwicklungsstörung der Selbstkontrollprozesse und des Sozialverhaltens mit chronischem Verlauf und und mit begrenzten Heilungschancen“ (ein Diplompsychologe aus einer Kinder- und Jugendpsychiatrischen Klinik) (2).
>
> „Die chronische Hyperaktivität, die die Selbstrealisierung im Leben blockiert, ist eine Behinderung.“ (eine Kinderärztin aus einer Kinderneurologischen Ambulanz) (5).

7.5 Häufigkeiten

Befragungen von Erzieherinnen ergaben, daß diese 11–13 % ihrer Kinder als auffällig beurteilten (6). Dabei werden Aufmerksamkeitsschwächen und motorische Unruhe besonders häufig genannt: Die Kinder sind „leicht ablenkbar, ständig auf Achse, konzentrationsschwach, können nicht still sitzen und wechseln ständig ihre Tätigkeiten“ (ebenda). Je nach Wohngebiet verteilt sich diese Auffälligkeit nun sehr unterschiedlich. Ein Schulleiter einer Grundschule berichtet, daß 90 % seiner Schulkinder aus einem Armuts- und Sanierungsgebiet kommen. Hier herrschen hohe Arbeitslosigkeit, desolate Familienverhältnisse, überdurchschnittlicher Fernsehkonsum von sechs Stunden täglich und wenig Raum zum Spieln und Toben (7). Dadurch entstehen übermäßig viele Verhaltensauffälligkeiten und Entwicklungsstörungen: „Ein Drittel dieser Kinder gehört eigentlich in die Therapie.“

Manche Leserin und mancher Leser wird sich schon gewundert haben, daß in Kapitel 2 fast nur Jungen auftauchen. Das ist keine Bevorzugung des männlichen Geschlechts! Es hat seinen Grund darin, daß Jungen ganz offensichtlich körperlich-organisch anfälliger für diese Art Störung sind. Das gilt nicht nur dafür, sondern auch für Behinderungen, Teilleistungsstörungen etc. Außerdem sind die Sozialisationsbedingungen von Jungen in einer Hinsicht ungünstiger als die von Mädchen: Jungen fehlen oft realistische Identifikationsmöglichkeiten mit Männern, sie werden überwiegend von Frauen betreut und erzogen. Dadurch können die geschlechtsspezifischen Bedürfnisse von Jungen weniger gut befriedigt werden als die der Mädchen (8, 9). Diese beiden Umstände tragen dazu bei, daß das Verhältnis von Jungen zu Mädchen, die hyperaktiv sind, 9 : 1 beträgt.

7.6 Fazit

Unruhe und Hyperaktivität stellen also ernst zu nehmende Entwicklungsauffälligkeiten dar, die nicht als kindliche Lebhaftigkeit einzustufen sind (siehe auch Kapitel 22).

8 Ursachen

Die Fallgeschichten und die Darstellung unserer heutigen Lebensweise deuten schon darauf hin, daß es nicht eine oder die Ursache von Unruhe und Hyperaktivität gibt, sondern daß ein ganzes Bündel von Einflüssen wirksam werden muß, um einen „Zappelphilipp“ oder einen „Störenfried“ hervorzubringen.

Bei der Betrachtung der Ursachen nehmen wir die physiologische Besonderheit im Zentralen Nervensystem als Ausgangspunkt, die wir im vorangegangenen Kapitel als „Reizfilterschwäche“ und „Impulssteuerungsschwäche“ beschrieben haben. Einflüsse, die diese Besonderheit hervorbringen, will ich primäre Ursachen nennen (Kap. 8.1).

Daneben gibt es noch sekundäre Ursachen (Kap. 8.2), die zur Verstärkung der primären Ursachen auftreten. Liegen keine primären Ursachen vor, sondern nur Einflüsse aus dem Bereich der sekundären Ursachen, dann haben wir es mit Unruhe, aber nicht mit Hyperaktivität zu tun.

8.1. Primäre Ursachen

Wodurch also wird die physiologische Besonderheit der Hyperaktivität im Zentralen Nervensystem hervorgerufen? Die Ursache dafür wird in folgenden Einflüssen gesehen:

1. Konstitution und Temperament

Mit Konstitution und Temperament wird die Ausstattung mit Merkmalen beschrieben, mit denen wir auf die Welt kommen (1). Es handelt sich dabei zum einen um äußere Merkmale, z. B. Besonderheiten des Körperbaus, aber auch um Charakteristika in der Funktionsweise des Nervensystems. Letztere hat man mit dem Begriff Temperament zu umschreiben versucht. Nach entsprechenden Untersuchungen hat man die verschiedenen Merkmale des Temperaments in drei Gruppen eingeteilt:

- Kinder mit einem „einfachen" Temperament stellen sich als Kleinkinder leicht auf äußere Veränderungen ein, sind schnell zu beruhigen und geben sich insgesamt als „pflegeleicht".
- Kinder mit einem „langsam auftauenden" Temperament haben mehr Mühe mit Umstellungen und neuen Situationen. Sie wirken zurückhaltend und schüchtern; sie schauen erstmal längere Zeit zu, bevor sie aktiv werden. Unbekannten gegenüber ziehen sie sich erst einmal zurück.
- Kinder mit „schwierigem" Temperament haben ebenfalls Umstellungsschwierigkeiten, die sich bei ihnen aber in Protest und Geschrei ausdrücken. Sie können sich schlechter an Veränderungen in ihrem Umfeld anpassen, sind schwerer zu beruhigen und schreien öfter, länger und lauter als andere Kinder. Bei ihnen entwickeln sich die sonst üblichen Gewohnheiten beim Essen, Spielen und Schlafen nicht so leicht. Schlaf-, Essens- und Wachzeiten geraten immer wieder durcheinander. Die Kinder sind starken Stimmungsschwankungen unterworfen und befinden sich öfter in schlechter Laune. Eltern benötigen viel Fingerspitzengefühl, Geduld und angemessene Konsequenz, um mit der Besonderheit dieser Kinder zurecht zu kommen und um sie zu den Regeln des Zusammenlebens hinzuführen. Gelingt ihnen das nicht, so stehen diese Kinder in besonderer Gefahr, später, d. h. im Alter von ein bis zwei Jahren, hyperaktiv zu werden.

Außerdem gibt es noch eine vierte Gruppe, in der die Merkmale versammelt sind, die sich nicht zu abgrenzbaren Bereichen zusammenfassen lassen.

Konstitution und Temperament werden zum Teil vererbt, zu einem anderen Teil sind sie als „Laune der Natur" oder als „besondere Gabe Gottes" aufzufassen.

2. Störungen im Verlauf der Schwangerschaft

Wenn Probleme in der Schwangerschaft auftreten, kann es für die Mutter nötig werden, sich möglichst ruhig zu verhalten und viel zu liegen. Welche Auswirkung hat diese Ruhe auf das werdene Kind im Mutterleib? Kann sich das Kind in dieser Rücksichtnahme, die es erfährt, nicht besonders gut entwikkeln?

Nein, denn der Organismus des ungeborenen Kindes ist schon von sehr früh an auf äußere Anregung angewiesen. Das Gleichgewichtsorgan ist z. B. schon ab der zehnten Schwangerschaftswoche funktionsfähig, d. h., es registriert schon Lageveränderungen, die durch die Eigenbewegung oder die der Mutter verursacht werden. Dieses Organ und das Nervensystem insgesamt können sich nur dann gut weiterentwickeln, wenn sie genug Reize bekommen, die sie verarbeiten müssen und durch die ihre Funktionsweise ständig gefordert wird. Geschieht das durch die erzwungene Ruhe der Mutter nicht oder zu wenig, dann stellt sich das Nervensystem auf diese veränderte Situation entsprechend ein:

Es beginnt nun, auf kleinste Reize zu reagieren, um so in Form einer Überlebensstrategie doch noch das zu erhalten, was es zur eigenen Weiterentwicklung braucht. Das Nervensystem „programmiert" sich auf diese Weise so, daß es alle kleinen und kleinsten Reize aufnimmt.

Wenn das Kind dann zur Welt gebracht ist und nun eigentlich normale Anregungen für sein Wachstum erfährt, braucht es dieses besondere Programm nicht mehr. Der Organismus ist aber noch darauf eingestellt und lebt nun die nächsten Jahre, eventuell das ganze Leben lang, mit diesem in der Schwangerschaft erworbenen Reaktionsmuster.

Ähnlich kann es Kindern ergehen, die vorzeitig als Frühgeburt zur Welt kamen und nun einige Zeit im Brutkasten verbringen müssen. Hier fehlen ihnen auch die Anregungen, die sie durch Bewegungen der Mutter im Mutterleib und die darin möglichen Eigenbewegungen erhalten hätten. In Kenntnis dieser Umstände gibt man heute Eltern eher die Möglichkeit, ihre Kinder im Brutkasten viel zu streicheln.

3. Teilleistungsstörungen

Durch Komplikationen in der Schwangerschaft sowie während und kurz nach der Geburt können minimale Beeinträchtigungen des Gehirns auftreten, z. B. bei Sauerstoffmangel. Kinder, die unter solchen Belastungen zur Welt kamen, bezeichnet man als „Risikokinder“ (2, 3). Ein Teil dieser Risikokinder zeigt später erhebliche Probleme in der motorischen Koordination, in der Wahrnehmung und in der Sprache. Die Koordinationsprobleme, die sich in diesen Bereichen zeigen, können nun auch bei der Steuerung des Aktivitätsniveaus und der Konzentration auftreten. In diesem Fall haben wir ein hyperaktives Kind vor uns, das zusätzlich unter Teilleistungsschwächen leidet.

Durch die Fortschritte der Geburtshilfe und in der medizinischen Versorgung frühgeborener Kinder ist mit einer Zunahme solcher Beeinträchtigung zu rechnen.

4. Allergien

Hyperaktive Kinder haben häufiger Allergien als nicht-hyperaktive (4). Allergische Reaktionen werden durch natürliche Stoffe wie Blütenpollen und durch Umweltverschmutzungen inner- und außerhalb von Wohnungen ausgelöst.

Die Ursache liegt in einer Überempfindlichkeit des Nervensystems. Man nimmt nun an, daß sich diese Überempfindlichkeit nicht nur in den sonst üblichen Symptomen bei Allergien zeigt – Tränenfluß, Atembeschwerden, Hautausschlag –, sondern bei hyperaktiven Kindern in einem übermäßigen Anstieg des Aktivitätsniveaus.

5. Nahrungsmittelunverträglichkeit

Die Ernährung ist für manche hyperaktive Kinder schon von klein auf mit Problemen belastet. Es wird von Störungen der Nahrungsaufnahme schon im Säuglingsalter berichtet. Unklar bleibt dabei, wodurch diese Probleme entstehen. Reagiert das Kind schon auf bestimmte Stoffe in der Nahrung überempfindlich? Ist es das leicht reizbare Temperament des Kindes, das es in der Essenssituation nicht zur Ruhe kommen läßt? Wie gestalten die Eltern die Essenssituation? Schaffen sie einen Rahmen, in dem das Kind und sie selbst sich wohl fühlen, so daß die (gemeinsame) Mahlzeit auch zu einem sozial und emotional befriedigenden Erlebnis wird?

Unabhängig davon, welche dieser Ursachen oder Einflüsse bedeutsam sind, bringen Probleme bei der Nahrungsaufnahme auf jeden Fall emotionalen Streß für das Kind und die Eltern mit sich.

Bei anderen Kindern hat man außergewöhnliche Ernährungsgewohnheiten beobachtet: „Ein solches Kind lebt z. B. von 5–10 Dosen CocaCola, einer Tafel Schokolade, einer Handvoll Gummibären und von Kartoffelchips und McDonalds" (5, S. 87f).

Bei einem Teil der hyperaktiven Kinder hat man nun Unverträglichkeiten verschiedener Nahrungsmittel oder von Zusatzstoffen festgestellt. Vor einigen Jahren hat man im Phosphat eine Hauptursache für hyperaktives Verhalten gesehen. Nach entsprechenden kontrollierten Untersuchungen ließ sich diese Auffassung nicht halten. Stattdessen hat man eine Vielzahl von Nahrungsmitteln und Zusatzstoffen entdeckt, die die Unruhe von Kindern fördern. Da jedes Kind wieder anders reagiert, hat man durch aufwendige Untersuchungen eine genaue Analyse der unverträglichen Stoffe durchgeführt. Besonders häufig (zu 80 bis 50 %) reagierten die untersuchten hyperaktiven Kinder übermäßig auf Farb- und Konservierungsstoffe, Kuhmilch, Schokolade, Trauben und Weizen. Bei 45 bis 30 % der Kinder bestanden Unverträglichkeiten bei Zitrusfrüchten, Käse, Eier, Erdnüsse und Mais. Bei weiteren 28 Nahrungsmitteln, z. B. Zucker, Äpfel, Bananen und Reis, fanden sich ebenfalls Überreaktionen, wenn auch bei weniger Kindern (5).

Die Zahlen machen deutlich, daß jedes Kind sein eigenes Verträglichkeitsprofil hat und eine Diät braucht, die individuell abgestimmt ist. Ob das praktikabel ist, wird in Kapitel 18 untersucht.

6. Streß

Kleinkinder erleben Streß durch Überreizung, wie sie u. a. der ständig laufende Fernseher und ungeduldige Eltern verursachen, die sich nicht richtig auf die Bedürfnisse des Kindes einstellen können. Streß führt zu einer erhöhten Reizbarkeit des Kindes, durch die sein Schlaf- und Wachrhythmus gestört wird. Das Kind läßt sich weniger leicht beruhigen und kann schlechter zu der inneren Ruhe und Entspanntheit gelangen, die dann auch zum Essen und Trinken notwendig sind. D. h.: Das Kind kann sein Aktivitätsnivau nicht so regulieren, wie es für die verschiedenen Situationen günstig oder notwendig ist.

Außerdem wirkt sich dieser Streß auch noch auf andere Art und Weise ungünstig auf den menschlichen Organismus aus: Das Immunsystem wird dadurch beeinträchtigt. Positiver Streß stärkt die Lebenstüchtigkeit und damit auch das Immunsystem, während Streß, der mit häufigen Enttäuschungen verbunden ist, das Immunsystem schwächt: Diese Kinder sind häufiger krank. Sowohl bei Erwachsenen (6) als auch bei Krippenkindern (7) hat man diese Zusammenhänge beobachtet: Kleinkinder, die in belasteten Beziehungen zu ihren Müttern lebten, konnten sich schlechter auf den Aufenthalt in einer Krippe einstellen. Sie standen dadurch vermehrt unter Streß, der zu erhöhter Krankheitsanfälligkeit führte.

Die Schwächung des Immunsystems begünstigt nun auch das Auftreten von Allergien und damit auch von Hyperaktivität.

7. Mangelnde Entwicklung psychischer Strukturen

Unter psychischen Strukturen werden hier folgende Merkmale verstanden:

- die Koodination von Wahrnehmung und Motorik, die in weiteren Schritten mit Handlungen und den dahinter stehenden Absichten verbunden werden;
- die Etablierung von einfachen Handlungsabläufen, die sich durch die Alltagsroutine zu Gewohnheiten entwickeln;
- die Entwicklung angemessener Gefühlsreaktionen, die diese Handlungen begleiten und dem Kind helfen, vorhandene Spielräume auszunutzen (Freude am Entdecken und Ausprobieren), Verbotenes zu beachten (Angst vor Strafe) und Gefahren richtig einzuschätzen (Angst vor Verletzungen).

Wir finden hier die Funktionsbereiche wieder, die bei der Erläuterung des Zentralen Nervensystems vorgestellt wurden (siehe Kap. 7). Die eben dort beschriebenen Merkmale der Hyperaktivität behindern die Entwicklung dieser psychischen Strukturen: Das überhöhte Aktivitätsnivau sowie die überschießenden Bewegungsabläufe lassen eine geordnete Koordination von Wahrnehmung und Motorik nur unzureichend entstehen. Die kurze Aufmerksamkeitsspanne und die begrenzte Ausdauer stören die Etablierung von Gewohnheiten. Und die emotionale Labilität führt zu übersteigerten und übertriebenen Gefühlsäußerungen, so daß sich keine angemessene Frustrationstoleranz entwickelt.

Wir haben bis jetzt die inneren Vorgänge im Kind betrachtet, die bei der Entwicklung psychischer Strukturen bedeutsam sind. Sie stehen natürlich in enger Verbindung zu den äußeren Gegebenheiten: Das Kind braucht eine verläßliche äußere Struktur, damit sich eine günstige innere Struktur bilden kann.

Merkmale einer guten äußeren Struktur sind nun in folgenden Gegebenheiten zu sehen:

- ein „Spielraum“ in doppelter Bedeutung, in dem das Kind eigenständig Entdeckungen machen kann, und zwar sowohl innerhalb der elterlichen Wohnung als auch draußen in der Natur;
- Regeln und Gewohnheiten, die von den Erwachsenen (und anderen Kindern) in Familie (und Kindergarten) vorgelebt werden und die für den Tagesablauf eine verläßliche Orientierung geben;
- Gefühlsäußerungen, mit denen die Erwachsenen (und andere

Kinder) die Handlungen des Kindes begleiten: die Freude an seinen Spielen und Entdeckungen, der Ärger bei Regelverletzungen und die Angst vor Gefahren. Das Kind lernt durch diese Emotionen der Erwachsenen, welche Bedeutung die eigenen Handlungen haben und haben sollen.

8.2 Sekundäre Ursachen

Im Leben hyperaktiver Kinder wirken sich nicht nur die gerade beschriebenen primären Ursachen ungünstig aus. Wie wir bei den Einzelfällen in Kapitel 2 gesehen haben, kommen häufig noch Schwierigkeiten aus dem psychosozialen Bereich hinzu. Ein Teil diese Einflüsse sind schon in den Kapiteln 5 und 6 ausführlich beschrieben worden, so daß sie hier nur in Stichworten aufgeführt werden: Unsicherheiten in der Erziehung, Ehescheidung, wechselnde Betreuungsverhältnisse sowie Flucht und Migration.

Außerdem kommen noch Besonderheiten unserer heutigen Lebensweise hinzu: ausgedehnter Fernseh- und Videokonsum, mangelnde Bewegung, eingeschränkte Naturerfahrung und hohe Lärmbelästung in städtischen Ballungsräumen.

Eine Schlüsselstellung unter diesen verschiedenen Einflüssen nimmt die Beziehung zwischen Kind und Eltern ein, wie durch psychologische Forschungsergebnisse in den letzten Jahren eindrucksvoll belegt werden konnte (8):

Einem Teil der Eltern gelingt es nicht, ein gutes Gespür für die emotionalen und seelischen Regungen ihres Kindes zu entwickeln. Sie reagieren überwiegend abweisend, erniedrigend und verständnislos.

Andere setzen ihre Kinder einem Wechselbad von Gewähren-Lassen, Überfürsorglichkeit und harscher Strenge aus, in dem die Kinder nicht das Gefühl von Verläßlichkeit gegenüber ihren Eltern entwickeln können.

Bei Kindern im Kindergartenalter hat man beobachtet, daß Kinder, die in einer solchen Art von unsicherer Bindung zu ihren Eltern aufwachsen, folgende Besonderheiten zeigen (9):

- Ihre Ausdauer beim Spielen ist geringer, sie wechseln schneller ihre Ideen und erleben nicht so viel Befriedigung;
- im Kontakt mit anderen Kindern sind sie nicht so freundlich und entspannt, sondern neigen eher zu Feindseligkeit. Sie haben größere Mühe, Freunde zu finden;
- in Konflikten reagieren sie schneller handgreiflich und aggressiv oder holen sich sehr schnell fremde Hilfe, ohne selbständig nach akzeptablen Lösungen zu suchen;
- ihren Konfliktpartnern unterstellen sie eher böswillige Absichten und glauben seltener, daß etwas Ungünstiges unabsichtlich, aus Zufall oder aus Versehen, entstanden sein könnte;
- sie zeigen eine geringere Frustrationstoleranz, haben schneller Angst, zu kurz zu kommen, und stellen geringere Ansprüche an ihre eigene Leistungsfähigkeit als Kinder, die in positiven Beziehungen zu ihren Eltern leben.

8.3 Der Kreisprozeß bei der Entstehung von hyperaktivem und unruhigem Verhalten

Die bisher genannten primären und sekundären Ursachen von Hyperaktivität können nun sowohl unruhiges als auch hyperaktives Verhalten hervorrufen. Alle negativen Einflüsse können ja in unterschiedlichem Schweregrad vorhanden sein und sich in verschiedenen Kombinationen auch sehr unterschiedlich auswirken: Die Übergänge von hyperaktivem zu unruhigem Verhalten sind fließend.

Dieses Geschehen kann man sich am besten als Kreisprozeß vorstellen, zu dem die einzelnen Faktoren einen verstärkenden oder vermindernden Beitrag liefern.

**Kreisprozeß
bei der Entstehung von hyperaktivem und
unruhigem Verhalten**

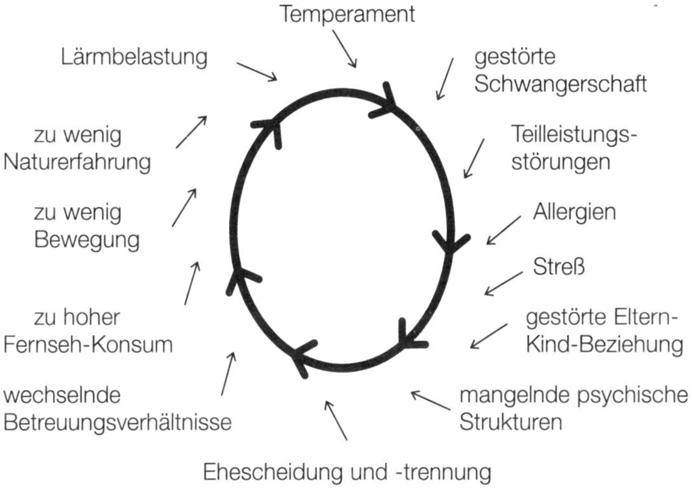

Diese Übersicht läßt die Komplexität der verschiedenen Einflüsse deutlich werden, die zum Entstehen von Hyperaktivität und Unruhe beitragen.

9 Zur Entwicklung psychischer Strukturen

Im vorangegangenen Kapitel 8 ist bei den Ursachen u. a. die Entwicklung psychischer Strukturen angesprochen worden. Wir müssen nun noch genauer untersuchen, was im Leben der Kinder die Ausbildung psychischer Strukturen begünstigt. Dazu werden Erkenntnisse aus der Entwicklung des Zentralen Nervensystems, der Bindungsforschung und Alltagsbeobachtungen herangezogen.

1. Die Entwicklung des Zentralen Nervensystems und der Sensomotorik

Grundlage all unserer Handlungen ist die Funktionsfähigkeit unseres Organismus. Für unser Thema sind dabei von besonderem Interesse das Zentrale Nervensystem und die Steuerung der Bewegung (1). Die Struktur und die Funktionsweise des Zentralen Nervensystems wurden schon in Kapitel 7 dargestellt. Wenden wir uns nun hier der Sinneswahrnehmung und der Bewegungssteuerung zu, die mit dem Begriff „Sensomotorik" zusammengefaßt werden.

Zuerst betrachten wir den Weg, den die Informationen von den Sinnesorganen zum Zentralen Nervensystem nehmen.

Um welche Sinne handelt es sich nun in unserem Fall? Auf Fortbildungskursen mit Erzieherinnen fielen den Teilnehmerinnen bei dieser Frage sogleich Auge und Ohr, dann Geschmack und Geruch und schließlich der Tastsinn ein. Bei letzterem kamen wir noch auf die Empfindungen unterschiedlicher Oberflächenqualität: glatt und rauh, weich und hart, sodann auf die Wahrnehmung von unterschiedlichen Temperaturen und die von Schmerz. Informationen, die durch diese

Sinne aufgenommen werden, nehmen wir größtenteils bewußt wahr.

Haben wir damit nun alle Sinne des Menschen erfaßt? Durch Nachfragen und Hinweise – z. B. die Frage: Wodurch weiß ich, in welcher Stellung sich meine Arme und Beine befinden, wenn ich die Augen geschlossen halte? – entdeckten wir noch eine ganze Reihe weiterer Sinne:

- Der Muskelsinn gibt uns Information darüber, ob ein Muskel angespannt oder schlaff ist, mit entsprechenden Zwischenstufen; über ihn erfahre ich auch, wieviel Kraft ich gerade für eine Bewegung einsetze.
- Der Gelenkssinn „sagt“ mir, in welcher Stellung die Gelenke sind, gebeugt oder gerade.
- Der Gleichgewichtssinn zeigt uns Lageveränderungen an. Er ermöglicht nicht nur das aufrechte Stehen und Gehen, sondern übernimmt schon im Mutterleib und später in den ersten Lebensmonaten eine wichtige Koordinationsaufgabe: beim Heben des Kopfes, beim Rollen des Körpers von der Rücken- in die Bauchlage und schließlich beim Krabbeln.
- Der Sinn der Schwerkraft befindet sich in der Nähe des Gleichgewichtsorgans und gehört mit ihm zum vestibulären System. Er informiert uns darüber, in welcher Lage wir uns gerade befinden: aufrecht oder waagerecht oder schräg liegend.

Die Sinneswahrnehmung und -verarbeitung in diesen vier Sinnesmodalitäten erfolgt weitgehend unbewußt.

Stellen wir uns nun vor, in welcher Weise Lernvorgänge im Bereich der Sensomotorik ablaufen:

Ein Kleinkind, das gerade krabbeln kann, sieht einen Bauklotz etwas entfernt auf dem Boden liegen. Es möchte ihn haben und krabbelt darauf zu. Es macht dabei die Entdeckung, daß der Klotz größer wird, je näher es ihm kommt. Das Kind greift danach, bestastet ihn, steckt ihn in den Mund, haut mit ihm auf den Fußboden und guckt ihn an. Es macht sich mit diesem Gegenstand vertraut. Irgendwann legt es ihn beiseite. Diese Art der Beschäftigung, der Erforschung wird viele Male wiederholt, bis das Kind gelernt hat, daß der Klotz immer derselbe ist, von gleicher Größe und Beschaffenheit, unabhängig davon, wie weit entfernt er von ihm auf dem Boden liegt. Die „Objektpermanenz“, wie Jean Piaget diese Fähigkeit nennt, hat sich entwickelt.

Bei diesem auf den ersten Blick einfachen Vorgang sind eine Vielzahl von körperlichen Funktionen beteiligt:

- Das Kind muß beim Krabbeln den Blick auf den Klotz fixiert halten können. Bei der koordinierten Bewegung der Arme und Beine muß mit dem und über den Gleichgewichtssinn die Kopfhaltung gesteuert werden, was über die Halsmuskeln geschieht; außerdem müssen die Augenmuskeln so betätigt werden, daß der Blick bei den unvermeidlichen Bewegungen des Körpers und des Kopfes auf den Klotz gerichtet bleibt.
- Bei der Erforschung des Klotzes wirken Gesichtssinn (beim Betrachten), Gehör (beim Auf-den-Boden-Hauen), Geschmack und Geruch (beim In-den-Mund-Stecken) und der Tastsinn zusammen. Aber auch der Gleichgewichtssinn – in Kooperation mit dem Schwerkraftsinn – hat bei diesen Handlungen seine Aufgabe: Wenn das Kind im Sitzen diese Entdekkungen macht, muß es immer wieder das Gleichgewicht bewahren. Und wenn es sich nach vorne beugt, um den Klotz auf den Boden zu schlagen, muß es besonders achtsam sein, dabei nicht die Balance zu verlieren. Schließlich ist noch der Muskel-und-Gelenksinn notwendig, wenn das Kind den Klotz zum Munde führt. Es muß das auch mit der angemessenen Kraftdosierung tun, sonst schlägt es sich dabei die Lippe blutig.
- Diese Eindrücke, die über die verschiedenen Sinnes-“Kanäle“ ins Gehirn gelangen, müssen dort verarbeitet und zu einem Bild zusammengesetzt werden: So ist also der Klotz! Und das kann ich mit ihm machen!
- Diese Vorgänge müssen im Gedächtnis gespeichert werden, so daß später ein Wiedererkennen oder ein Vergleich mit anderen Gegenständen oder Klötzen anderer Beschaffenheit möglich ist.

An diesen Lernvorgängen sind also nicht nur die Sinnesmodalitäten beteiligt, deren Aktivität einen großen Raum in unserem bewußten Denken einnimmt, sondern auch diejenigen, deren Tätigkeit weitgehend unbewußt abläuft: Gleichgewichts-, Schwerkraft-, Muskel- und Gelenksinn.

Lernvorgänge, bei denen diese Prozesse der Sensomotorik bedeutsam sind, finden nun nicht nur in der Kleinkindzeit, sondern über die ganze Lebensspanne des Menschen statt! Welche Anregungen und Erfahrungsmöglichkeiten Kinder im Kleinkind- und Kindergartenalter brauchen, damit sie sich in ihren Fähigkeiten gut entwickeln können, wird ausführlich in Kapitel 10 beschrieben.

2. Die Beziehung zwischen dem Kind und seinen Eltern

In der psychologischen und pädagogischen Forschung hat man die wesentlichen Merkmale in der Beziehung zwischen dem Kind und seinen Eltern herausgearbeitet:
- emotionale Zuwendung;
- Anregung und
- Lenkung.

Emotionale Zuwendung bedeutet, daß Vater oder Mutter sich von sich aus dem Kind zuwenden und Freude über sein Tun äußern und Verständnis für die Gefühle des Kindes zeigen. Die Initiative zu dieser Zuwendung geht nun natürlich nicht nur von den Eltern aus, sondern das Kind wendet sich auch von sich aus an sie: Es möchte zeigen, was es gefunden hat, es möchte Trost, wenn es Angst oder Schmerzen spürt, und es möchte Sicherheit, indem es Wert auf die Gegenwart und Verfügbarkeit des Erwachsenen legt.

Zwei Merkmale im Verhalten von Eltern sind hierbei von besonderer Bedeutung: die Fähigkeit mitzuschwingen und die Verfügbarkeit.

Mit der Fähigkeit, mitzuschwingen, ist das Gespür von Vater oder Mutter gemeint, die Gefühlslage des Kindes zu erspüren, Verständnis dafür zu zeigen und ihm in dieser Situation einen gewissen Halt zu geben.

Stellen wir uns zur Veranschaulichung folgende Situation vor: Ein etwa zwei bis dreijähriges Kind tut sich weh. Es weint und schreit. Die Mutter kommt hinzu, beugt sich zum Kind hinunter und betrachtet den verletzten Finger. Sie sagt nun in mitfühlendem Tonfall:

„Oh, ja, das tut weh!"

Sie akzeptiert damit den Schmerz des Kindes als verständliche Reaktion auf die Verletzung. Sie nimmt die Hand des Kindes und pustet auf den verletzten Finger, mit den Worten: „Komm, ich puste, dann tut es gleich nicht mehr so weh."

Die Mutter verharrt nicht bei dem unangenehmen Gefühl, sondern zeigt durch ihre Handlungen, daß sie etwas tut, um den Schmerz zu lindern. Das Weinen des Kindes läßt etwas nach, es streckt seine Arme aus und will auf den Arm. Die Mutter nimmt es und setzt sich mit ihm in einen Sessel. Das Kind kuschelt sich an die Mutter, das Weinen hat jetzt aufgehört. Das Kind spürt die Sicherheit, die die Mutter ihm vermittelt.

Diese Fähigkeit, gefühlsmäßig mit dem Kind mitzuschwingen, zeigt sich nun einmal darin, daß die Mutter dem Kind zeigt:

„Ja, du darfst das fühlen und äußern, was du gerade spürst."

Die Gefühle des Kindes werden als berechtigt anerkannt. Die Mutter vermittelt im weiteren dem Kind aber auch einen realistischen und positiven Umgang mit diesen Gefühlen, indem sie Hilfe leistet, hier durch das Pusten, sonst vielleicht durch ein Pflaster, und selbst nicht in Panik gerät. Das Kind macht auf diese Weise die Erfahrung, daß die Mutter helfen kann, wenn etwas Schlimmes passiert.

Das Kind signalisiert, indem es die Arme ausstreckt, daß es weiterhin die Nähe der Mutter braucht. Die Mutter geht darauf ein und nimmt es auf den Schoß. Sie nimmt sich Zeit dafür, das Kind so lange im Arm zu halten, bis es sich so weit beruhigt hat, daß es sich wieder seinem Spiel zuwenden mag. Das Kind hat dabei die Verfügbarkeit der Mutter erfahren: Sie war zur Stelle, als der Schmerz auftrat, und sie hatte die Zeit, die das Kind zu seiner Beruhigung benötigte.

Wenn das Kind immer wieder Erfahrungen dieser Art macht, entwickelt sich in ihm die Erwartung, daß die Mutter (oder der Vater) in Zukunft ähnlich handeln werden. Dadurch erhält die Erfahrung des Kindes eine bestimmte Struktur: Wenn es ihm schlecht geht, erfährt es durch seine Eltern Trost und Hilfe.

Schmerzen und Unglück lassen das Aktivitätsniveau des Kindes ansteigen, durch die verständnisvolle Reaktion der Eltern kann es wieder auf das normale Niveau absinken (2).

Anregungen erhalten Kinder dadurch, daß ihnen Materialien und Räume für Erfahrungen zur Verfügung gestellt werden und daß Erwachsene (oder ältere Kinder) ihnen etwas zeigen und mit ihnen spielen. Damit erhält das Kind die Möglichkeit, Erfahrungen mit den Gegenständen seiner Umwelt zu machen und der eigenen Phantasie freien Lauf zu lassen. Auf die Bedeutung dieser Erfahrungen wird in Kapitel 10 noch genauer eingegangen.

Durch *Lenkung* versucht der Erwachsene, das Verhalten des Kindes zu beeinflussen. Das geschieht beim Spielen, aber auch beim Setzen von Grenzen. Durch erzieherisches Handeln in diesem Bereich wird dem Kind eine Struktur seiner Welt vermittelt: Es lernt:

- was erwünscht und was verboten ist;
- wo Freiheit herrscht und wo Gefahr lauert;
- worüber man lachen darf und worüber man weinen soll etc.

Die entscheidende Hilfestellung für diese Lernvorgänge erhält das Kind durch die emotionalen Reaktionen der Erwachsenen, deren Grund ihm auch erklärt werden soll, und durch die Konsequenzen, die es für sein Handeln erlebt (3). Wenn Eltern ihren Kindern gegenüber eine angemessene Lenkung oder Führung praktizieren, müssen sie selbst relativ vorausschaubar und immer wieder ähnlich handeln, damit für die Kinder die Gültigkeit der Reaktionen und Grenzen erkennbar wird.

3. Gestaltung der äußeren Struktur im Leben des Kindes

Kinder benötigen auch in ihrem äußeren Lebensablauf eine gewisse Struktur, die ihnen die notwendige Orientierung darüber erleichtert, was sie tun sollen oder dürfen.

Die gemeinsame Hausarbeit z. B., an der das Kind teilnimmt, läßt es Arbeitsabläufe von Erwachsenen miterleben. So lernt es, daß man zum Fegen einen Besen braucht, den man erst aus der Besenkammer holen muß. Nach Gebrauch kommt er dorthin zurück. So benötigen Handlungen eine Vorbereitung, dann folgt die Durchführung, und schließlich gibt es einen Abschluß, wenn die Besenkammer wieder geschlossen ist. Im freien Spiel des Kindes gibt es kein Anfang und Ende. Das ist ein stetiger Fluß von Handlungen und Ideen. Aber in anderen Lebensbereichen kann man sich nicht diesem freien Fluß der Phantasie hingeben, sondern muß sich die Arbeit in einzelne Schritte einteilen, deren Abfolge meist nicht zu verändern ist.

Solch eine Struktur sollten auch die Mahlzeiten erhalten: Man/frau bereitet sie gemeinsam vor, man/frau setzt sich zu Tisch. Das Tischgebet hat nicht nur die Bedeutung, daß die Menschen ihrem Schöpfer danken, sondern es setzt auch eine Zäsur in den Strom der Zeit: Man hält inne; die Vorbereitung des Essen ist abgeschlossen, die Schüsseln mit den dampfenden Speisen stehen auf dem Tisch; nun kann die lebensnotwendige Nahrungsaufnahme beginnen. Bevor nun die nächste Abfolge von Handlungen beginnt – das Verteilen der Speisen und das Essen der Mahlzeit –, wird eine Pause eingelegt, mit der man den Beginn der Nahrungsaufnahme bewußt gestaltet. Und während man ißt, bleibt man am Tisch sitzen und rennt nicht herum.

Hier sollen nicht scheinbar überholte Regeln des „anständigen Benehmens“ propagiert werden, oder jedenfalls nicht nur, sondern auf die Bedeutung hingewiesen werden, die solch eine Strukturierung von Handlungen für das Erleben des Kindes hat. Wie soll es sonst erfahren, daß es Anfang und Ende gibt und daß man nur eine Sache zur Zeit richtig tun kann?

Mit der Gestaltung der äußeren Struktur wird die innere Struktur gebildet. Das ist keine neue Erkenntnis, sondern ein Grundgedanke, der sich u. a. bei Maria Montessori (4) findet. Und wenn Menschen sich gleichzeitig an derselben äußeren Struktur orientieren, entsteht eine Gemeinschaft, ohne die der Mensch nicht lebensfähig ist.

10 Die Beziehung zur gegenständlichen und natürlichen Umwelt

Es sind nicht nur Personen für die Entwicklung des Kindes nach der Geburt wichtig, sondern auch die Gegenstände seiner unmittelbaren Umgebung. Damit sind einmal die Einrichtung der Wohnung und die dort befindlichen Spielsachen gemeint, im weiteren aber auch die Natur in der Umgebung des Hauses.

Welche Bedeutung diese Umwelt für die seelische Entwicklung hat, soll mit der folgenden Erörterung verständlich gemacht werden.

10.1 Die allgemeine Bedeutung der gegenständlichen Umwelt für die seelische Entwicklung

Mit der Geburt hat das Kind die organische Einheit mit der Mutter, die Symbiose, verlassen. Nun wird es damit konfrontiert, daß die Hände, die sich vor seinem Gesicht bewegen, zum eigenen Körper gehören und Bestandteil von ihm selbst sind und daß die Rassel, die in sein Bettchen hängt, nicht Teil seines Körpers ist, sondern zu einer anderen Welt gehört. Mit solchen Erfahrungen lernt es, daß es eine Trennung zwischen „Ich" und „Nicht-Ich" gibt. Das ist in diesem Alter natürlich kein verstandesmäßiger Erkenntnisprozeß, sondern eine emotionale Bewältigung dieser neuen Erfahrung. Wenn das Kind in den ersten Wochen nach der Geburt sehr von der Mutter umsorgt wird, wird es kaum das schmerzhafte Gefühl von Verlorenheit in einer fremden Welt erleben. Im Gegenteil: Das Kind findet Sicherheit darin, sich Personen und Gegenstände seiner Umwelt vertraut zu machen und ihre „guten Absichten“ zu spüren. Das gelingt dann besser, wenn Mutter und Kind eine gute Beziehung zueinander entwickeln. Es sind nun aber nicht nur Personen, zu denen das kleine Kind eine enge Bindung entwickelt, sondern auch Gegenstände, z. B. ein Schnuffeltuch, ein Teddy oder ein anderes Kuscheltier. Das wird nun zum ständigen Begleiter des kleinen Kindes. Es wird zwar nicht ständig mit ihm gespielt, aber seine Nähe und Greifbarkeit sind wichtig.

Im Vergleich zu anderen Kulturen, in denen das Kind lange im Tragetuch getragen wird, erleben Kinder bei uns früher Trennungen von der Mutter. Nun spürt das Kind plötzlich eine Verlassenheit, die es bis aufs Äußerste ängstigen kann. Zur Bewältigung dieser schmerzhaften Erfahrung erhält nun der Lieblingsteddy seine besondere Bedeutung: Wenn das Kind ihn auf den Arm nimmt, kann es sich an etwas Vertrautem festhalten, das ihm Trost und Sicherheit gibt.

Wenn man es ganz realistisch betrachtet, ist es ja verwunderlich, daß das kleine Kind Trost in einem Teddy findet. Der englische Kinderpsychologe Winnicott (1) hat diese Vorgänge genauer untersucht und ist zu dem Ergebnis gekommen, daß das Kind seinen Teddy als Brücke zwischen seiner Phantasie und der äußeren Realität seiner Umwelt benutzt. Das erleichtert dem Kind den Übergang von der inneren Welt der Wünsche in die äußere der rauhen Wirklichkeit. Winnicott nennt deshalb diese Kuscheltiere auch „Übergangsobjekte“. Mit ihnen kann das Kind die Illusion entwickeln, sich an etwas festhalten zu können, das äußerlich gesehen eigentlich keinen Halt bieten kann.

Das Kuscheltier hat also einmal die Funktion, dem Kind die Verarbeitung schmerzhafter Erfahrungen zu erleichtern. Es wird zum anderen aber auch dazu benutzt, zur Zielscheibe von Enttäuschungen zu werden. Das Kind kann an ihm seinen Ärger ausleben, den es über die gerade nicht verfügbare Mutter empfindet. Darin wird der Teddy geschlagen, weil er „böse“ war. Das ist weniger gefährlich, als wenn das Kind seinen Ärger direkt gegen die Mutter wendet. So wird der Teddy also stellvertretend für die Mutter „bestraft“, und das Kind entlastet sich auf diese Weise von seinen Enttäuschungen.

Kinder beschäftigen sich aber nun nicht nur mit ihrem Teddy, sondern auch mit vielen anderen Gegenständen. Sie erforschen sie, indem sie sie anfassen, angucken, in den Mund stecken und damit hantieren. Später entwickeln sie immer neue Ideen, was und wie sie mit ihnen spielen können. Als Erwachsene sind wir oft überrascht, welche Kreativität dabei entsteht. Diese intensive spielerische Beschäftigung zeigt einmal an, daß offensichtlich nicht nur lebhafte kognitive Prozesse ablaufen, in denen das Kind etwas über die Art und die Verwendungsweise der Gegenstände erfährt, sondern auch, daß das Spiel sehr stark von Gefühlen begleitet wird: Die nach unserem Erwachsenen-Verständnis eigentlich toten Gegenstände werden belebt, sie entwickeln Absichten und vollführen Handlungen, auf die das Kind dann wieder reagiert. Diese Art zu denken und sich mit seiner Umwelt auseinanderzusetzen, wird als „Animismus" und „Anthropomorphismus" bezeichnet. Den ersten Begriff kann man als „Beseelung von Gegenständen" auffassen, der zweite bedeutet, daß alle Dinge als „menschenähnlich" gelten.

Bei einigen Kinder, die hyperaktiv oder unruhig sind oder die aus anderen Gründen schlecht spielen können, hat man nun beobachtet, daß sie nicht solch intensive gefühlsmäßige Beziehungen zu Gegenständen entwickeln. Die Gründe dafür sind unklar. Zeigt sich darin eine seelische Verarmung des Kindes, wie sie in ungünstigen Familienverhältnissen anzutreffen ist? Oder hat sich das Kind zu wenig in Situationen aufgehalten, in denen es gefühlsmäßigen Kontakt zu seiner Umwelt intensiver erleben konnte? Ist es tatsächlich immer nur von „toten" Gegenständen umgeben gewesen oder hat es auch die lebendige Umwelt der Natur kennengelernt?

Diesen zuletzt geäußerten Gedankengang möchte ich im nächsten Abschnitt weiterverfolgen und fragen, welche Bedeutung die Naturerfahrung für die körperliche und seelische Entwicklung des Kindes hat.

10.2 Die Bedeutung von Naturerfahrungen für die körperliche und seelische Entwicklung des Kindes

Um die Bedeutung von Naturerfahrung für die Entwicklung des Kindes richtig zu erfassen, möchte ich Ihnen die einzelnen Tätigkeiten und Entwicklungsschritte vor Augen führen, wie sie Kinder zwischen ein und drei Jahren erleben sollten:

1. Freies Laufen

Der größte Teil der Kinder lernt zwischen 11 und 15 Monaten das freie selbständige Laufen. Die Steuerung der Gliedmaßen und die Funktion des Gleichtgewichtsorgans sind so weit entwickelt, daß das Kind einzelne Schritte tun kann. Dabei wird das Gewicht von einem Bein auf das andere verlagert. Die Informationen aus den Sinnesorganen und Gliedern laufen über das Gleichgewichtsorgan und weitere Zentren ins Gehirn. Dort wird die äußerst komplizierte Aufgabe des Gehens koordiniert und gesteuert, bei der das Gleichgewicht immer wieder neu gewonnen werden muß. Das ist leichter zu bewältigen, wenn der Boden eben ist und wenn damit der Ablauf jedes Schrittes bald vorhersagbar wird. Schon bei sehr kleinen Kindern entwickelt sich rasch ein Rhythmus, ein immer wiederkehrendes Bewegungsmuster, mit dem das Kind den Flur entlangwatschelt. Zwischendurch fällt es zwar hin, richtet sich aber meist wieder von alleine auf, um seinen Weg fortzusetzen. Die ständige Wiederholung, das Üben, macht hier den Meister.

Was geschieht nun, wenn das Kind in diesem Alter über eine unebene Wiese oder einen Sandstrand laufen will? Wenn das Kind das erstemal auf diesem Untergrund steht, wird es vermutlich keinen Schritt tun, weil das Stehen hier allein schon eine neue Erfahrung ist. Wenn es nun versuchen wollte, in dem gleichen Watschelrhythmus wie zuhause in der Wohnung auf dem Teppichboden loszulaufen, würde es nach ein oder zwei

Schritten hinfallen, weil eben hier dieses Bewegungsmuster nicht dem unebenen Untergrund angemessen ist. Hier ist eine ganz neue Aufgabe zu bewältigen: Bei jedem Schritt muß die neue Information verarbeitet werden, die dadurch entsteht, daß der Fuß nicht auf einem gleichförmig ebenen Untergrund auftritt, sondern in ganz unterschiedlichen, wenn auch sehr kleinen Schrägstellungen, und zwar sowohl seitwärts als auch vor- oder rückwärts gerichtet, den Boden berührt. Das Balance-Halten wird schwieriger: Die Gewichtsverlagerung wird zuerst nur zögernd erfolgen, weil das Kind noch zu wenig Erfahrung damit hat, ob bei einer gewissen Schrägstellung des Fußes auch dann noch das Bein den Körper hält. Im Gleichgewichtsorgan werden diese Schwankungen genau registriert und an die verschiedenen Zentren zur motorischen Steuerung weitergegeben, die nun ein ganz neues „Programm" entwickeln müssen, um die bei jedem Schritt unterschiedlichen Auffang- und Abrollbewegungen des Beines und Fußes angemessen zu berücksichtigen. Auch bei vorsichtigen Gehversuchen wird das Kind hier öfter hinfallen als zuhause. Jedes Hinfallen ist ein Signal dafür, daß die gerade vollzogene Bewegungssteuerung nicht angemessen war, und daß ein noch feineres Aufeinander-Abstimmen von Bewegungswahrnehmung und Bewegungssteuerung vollzogen werden muß.

2. Visuelle Wahrnehmung

Wenn das Kind oft durch die Wohnung gelaufen ist, sind ihm die Gegenstände bald vertraut geworden, alles ist an seinem Platz, jedenfalls die großen Möbel; kleine Dinge mögen mal hier und mal dort herumliegen. Nach häufigerem Herumlaufen ist dem Kind jedoch die Lage all dieser Gegenstände einigermaßen klar, das bedeutet auch, daß es beim Laufen eigentlich kaum noch etwas Neues zu entdecken gibt. Ein Blick nach rechts genügt, um zu wissen, daß dort der Schrank steht, ein Blick nach links, und man weiß, daß dort die Tür zum Schlafzimmer ist. Da muß man nicht mehr genau hingucken, sondern gewinnt die Sicherheit, daß alles am richtigen Platz ist. Ganz anders werden die Erfahrungen in einem Park sein. Die Weite des Raumes stellt der visuellen Wahrnehmung neue Aufgaben, z. B. die unterschiedliche Entfernung einzelner Gegenstände, Bäume oder Büsche, wahrzunehmen. Das ist zuerst eine Aufgabe, die das Kind noch nicht bewältigen kann, weil sein Nervensystem sich noch nicht weit genug dafür entwickelt hat. Diese Entwicklung geschieht aber nicht einfach von alleine, sondern sie kann nur dann sinnvoll vorankommen, wenn der Organismus vielfältige Anreize zum Üben bekommt.

Mit dem Laufen im Park verändern sich nun die Entfernungen: Das Kind nähert sich einem Baum, von dort gelangt es zum nächsten. Jeder sieht anders aus, und das nicht nur bedingt durch die unterschiedlichen Baumarten und das unterschiedliche Alter der Pflanzen, sondern auch durch die Feuchtigkeit, Sonneneinstrahlung und Wetterbedingungen, die an jedem Tag anders sind. Außerdem verschieben sich bei der Bewegung im Park die Stellungen der einzelnen Gegenstände zueinander. Näher gelegene Objekte wandern schneller an einem vorbei als weiter entfernte, die räumlichen Beziehungen verändern sich bei jedem Schritt. Hinzu kommen unterschiedliche Helligkeitsverhältnisse: Licht und Schatten sind je nach Sonneneinstrahlung und Tageszeit anders. Jede Stunde, jeder Tag bietet einen anderen Eindruck.

3. Wahrnehmung von Gerüchen

Jede Wohnung, oft auch jedes Zimmer, hat seinen eigenen Geruch, den man beim täglichen Aufenthalt gar nicht mehr bewußt wahrnimmt. Der Geruchssinn wird dann aktiviert, wenn plötzlich Unterschiede auftreten, wenn etwas anders riecht. Das erlebt das Kind in der Wohnung beim Lüften, beim Bettenmachen, beim Kochen und Putzen (und bei der Toilettenbenutzung). Das sind immer wiederkehrende Erfahrungen, die bald nichts Neues mehr bieten. Unsere heutige Art des Heizens sorgt außerdem für eine meist gleichbleibende Temperatur, die zu der Eintönigkeit von Geruchswahrnehmungen ebenfalls beiträgt.

Auf dem Weg zum und durch den Park kommt jedoch sehr

viel Neues hinzu: Beim Überqueren der Straße darf man Auspuffabgase schnuppern und dann ihr Verschwinden registrieren. Wenn wir an Büschen, Blumenrabatten etc. vorbei gehen, steigt uns bei jedem Schritt ein anderer Duft in die Nase. Und was verändert sich nicht außerdem noch im Verlauf einiger Wochen: Neue Blüten sind aufgegangen und verströmen einen anderen Duft, frisch gemähtes Gras riecht anders als trockenes Heu, über der von der Sonne beschienenen Sandkiste riecht es anders als über feuchtem Laub unter hohen Bäumen.

4. Wahrnehmung von Temperatur und Wind

Das Verlassen der elterlichen Wohnung verursacht in der Regel eine Wahrnehmung veränderter Temperatur. Auf dem Weg in den Park kann das Kind noch weitere Veränderungen erleben: Beim Eintritt in den Schatten wird es kühler, im Sonnenschein wärmer. Und es ist nicht nur die Temperatur, die der Haut einen Empfindungsreiz verschafft, sondern die Luftbewegung, angefangen von vorbeifahrenden Autos bis hin zum Wind, der um die Häuserecken anders weht als im Park. Und welch ein Unterschied ergibt sich, wenn die Sonnenstrahlung auf die Haut trifft, ohne daß sich ein Lüftchen regt, im Vergleich zu einem kräftigen Wind, der die Wärme der Sonne fortzublasen scheint.

5. Akustische Wahrnehmung

In der elterlichen Wohnung sind dem Kind bald alle Geräusche vertraut, die dort zu hören sind: der Gesprächstonfall der Eltern und Geschwister, das Klappern von Töpfen und Pfannen, das aus der Küche schallt, und andere Geräusche der Hausarbeit, bei denen die Eltern zu beobachten sind; vielleicht noch die Schritte von Hausbewohnern auf der Treppe und schließlich das „Hintergrundrauschen" des Verkehrs außerhalb der Wohnung. Wenn sich ein besonderes Geräusch von diesen abhebt, weil es ungewohnt klingt oder selten zu hören ist, erregt es sofort die Aufmerksamkeit: das Quietschen von Autoreifen auf der Straße, das Klingeln der Türglocke, das Zerbrechen des Tellers auf dem Küchenboden.

Welch überwältigende Veränderung erlebt das Kind nun beim Betreten der Straße? Das in der Wohung vernommene Hintergrundrauschen des Verkehrs löst sich auf in einzelne Geräuschquellen: herannahende und sich entfernende einzelne Autos, von denen jedes etwas anders klingt; Gesprächsfetzen von vorbeigehenden Leuten und auch vertraute Geräusche, wie die Stimme der Mutter oder des Vaters, hören sich draußen anders an als drinnen. Der Buggy, in dem das Kind geschoben wird, tönt anders bei jedem sich verändernden Untergrund. Beim Betreten des Parks werden die Verkehrsgeräusche etwas schwächer, es entsteht Raum für andere Geräusche: das Knirschen von Fahrradreifen auf dem Sandweg, das unterschiedliche Rauschen, das der Wind in den verschiedenen Bäumen oder Büschen verursacht. Wie klappern die Blätter einer Pappel im Wind und wie rauschen die einer Weide oder einer Buche? Man/frau hört, daß man sich draußen befindet und nicht in einem geschlossenen Raum.

6. Betasten

Wenn das Kind im Park angelangt ist und aus dem Buggy gelassen wird, kann die Entdeckungsreise beginnen, die zum einen von optischen Eindrücken geleitet wird, ihre besondere Intensität zum anderen aber auch durch das Betasten all der vielen Dinge erhält. Und wie unterschiedlich fühlt sich alles an: das Gras im Sonnenschein anders als im Schatten, wo noch Tautropfen an den Halmen hängen, das Holz der Bank anders als das von Zweigen, jede Rinde der verschiedenen Bäume hat eine andere Oberfläche, die ich beim Darüberstreichen mit den Fingern wahrnehmen kann. Eicheln, Kastanien, Bucheckern und Steine und viele andere Dinge lassen sich finden und anfassen. Dieselben Gegenstände fühlen sich noch einmal anders an, wenn sie naß sind oder trokken, wenn sie von der Sonne beschienen werden oder im Schatten liegen.

7. Begegnung mit Menschen und Tieren

Welche Faszination üben andere Lebewesen auf kleine Kinder aus! Andere Kinder zu betrachten, die etwa im gleichen Alter sind, scheint alles andere um diese Kinder herum nebensächlich werden zu lassen. Und das kann man nicht nur beim Betrachten von Kindern beobachten, sondern auch, wenn ein Vogel durchs Gras hüpft oder ein Hund bellend über die Wiese rennt.

8. Aufmerksamkeit und Konzentration

Ein Aspekt ist in unserer bisherigen Erörterung in diesem Kapitel noch nicht zur Sprache gekommen, bei dem sich aber gerade im Kindergartenalter die unterschiedlichen Entwicklungsbedingungen sehr deutlich zeigen, nämlich Aufmerksamkeit und Konzentration. Konzentrationsmangel entsteht ja u. a. dadurch, daß der Organismus unterfordert ist und deshalb wie ein Ertrinkender nach jedem Strohhalm greifend auf alle oder fast alle Reize reagiert, dessen er habhaft werden kann. Wenn Kinder sich überwiegend in der elterlichen Wohnung aufhalten und dort nur eingeschränkte Erfahrungen machen können, wird von ihnen gar nicht die Koordinationsleistung gefordert, die ein Anspannen aller Sinne und Kräfte notwendig macht. Vor solch einer Aufgabe sind kleine Kinder aber gestellt, wenn sie in einem Park auf Entdeckungsreise losgelassen werden. Der Weg über die unebene Wiese ist nur zu bewältigen, wenn der Organismus sich ganz auf das Laufen und die Aufrechterhaltung des Gleichgewichts konzentriert. In dem Moment, in dem das Kind einem vorbeifahrenden Radfahrer nachschaut, fällt es hin. Oder es bleibt stehen, schaut dem Radfahrer nach und konzentriert sich dann wieder auf das Gehen. Durch das freie Sich-Bewegen in der Natur wird das Kind ständig vor solche Aufgaben gestellt, entscheiden zu müssen, auf welche Dinge es die reine Aufmerksamkeit richtet. Jedes unbedachte Sich-Ablenken-Lassen wird sofort „bestraft“. Das Zentrale Nervensystem, nicht die bewußte Verstandestätigkeit des Kindes, lernt dabei, daß man nur eine Sache zur Zeit richtig tun kann.

9. Das Zusammenwirken der Eindrücke

Die verschiedenen Eindrücke, die hier nacheinander für die Sinnesmodalitäten geschildert werden, laufen in der Realität nicht so schön nacheinander ab, sondern (fast) gleichzeitig. Alle Sinne werden ständig angesprochen. Im Kind entstehen jede Minute wieder neue Eindrücke, wie sich die Welt betrachten, anhören, anfühlen läßt, und was in ihr zu entdecken ist. Welch eine Koordinationsleistung wird hier vollbracht! Gehörtes, Gesehenes und Betastetes muß aufeinander bezogen werden, und manchmal wird es noch mit Erklärungen von Erwachsenen versehen. Und die Worte für die Dinge – Baum, Katze, Hund, Vogel – sollen auch noch behalten werden.

All das ist keine Überforderung für ein Kind! Im Gegenteil, denn auf diese Weise erhält es die Entwicklungsanreize in einer Vielfalt und Komplexität, die es für sein weiteres Fortkommen braucht.

Die Beschreibung der vielen Wahrnehmungsvorgänge ist nun nicht so aufzufassen, als würde das Kind all das bewußt wahrnehmen. Bewußt wahrgenommen wird überwiegend mit den Augen und den Ohren, die Wahrnehmung über die Körpersinne verläuft in der Regel unbewußt. Das ist für das Lernen und die Entwicklung kleiner Kinder von immenser Bedeutung. Denn auch die Wahrnehmungen, die nicht ins Bewußtsein dringen, werden gespeichert und bereichern den Erfahrungsschatz des Kindes. Nur wer mit vielfältigen Eindrücken gesättigt ist, spürt das Bedürfnis nach Ruhe, nach Abschalten, nach einem Sich-Setzen-Lassen von Erfahrungen. Und wenn das Kind auf dem Heimweg im Buggy einschläft, dann können wir sicher sein, daß der Besuch im Park ihm große Befriedigung verschafft hat.

Wie ein ein- bis zweijähriges Kind einen Besuch im Park erlebt, sollte deutlich machen, welch elementaren Bedürfnisse dadurch angesprochen werden. Bei Kindern im Kindergartenalter sind andere Beobachtungen zu machen, die oft gar nicht die Wahrnehmung in den einzelnen Sinnesmodalitäten ins Blickfeld treten lassen. Kinder im Kindergartenalter spielen, schreien, rennen und klettern im Park. Unsere Aufmerksamkeit wird von diesen Tätigkeiten gefangengenommen, so daß wir uns der

Grundlagen, die Kinder in der sensomotorischen Phase im Kleinkindalter entwickeln, nicht bewußt werden. Und doch erleben Kindergartenkinder noch einmal Gleiches oder Ähnliches wie Kleinkinder, meist auch unbewußt, was deswegen auch nur im Verborgenen auf den Organismus wirkt und zur seelischen Ausgeglichenheit beiträgt.

Der Vergleich zwischen dem Erleben der elterlichen Wohnung und denen des Parks in der Nähe sollte zeigen, daß der menschliche Organismus mit seiner vielfältigen Wahrnehmung und motorischen Aktivität nur in der Natur die Anreize und Betätigungsmöglichkeiten erhält, die er notwendigerweise für seine Entwicklung benötigt. Der Aufenthalt in geschlossenen Räumen bietet zu wenig Abwechslung und unterfordert dadurch das Zentrale Nervensystem, das für die Ausbildung der einzelnen Funktionen die mannigfaltigsten Anregungen braucht.

Diese Erfahrungen sind auch für Kindergartenkinder wichtig. Sie lassen sich für dieses Alter auch noch „nachholen", wenn im Kleinkindalter zu wenig in diesem Bereich geschehen ist (siehe Kapitel 13 bis 16).

10.3 Die Bedeutung von Naturerfahrung für die Selbsterkenntnis des Kindes

Wir haben die Naturerfahrung von Kindern bisher hauptsächlich unter einem organisch-physiologischen Aspekt betrachtet, nämlich unter der Frage: Welche Art Anregung braucht der menschliche Organismus, insbesondere das Zentrale Nervensystem, um seine Fähigkeiten gut und altersgemäß auszubilden?

Damit ist die Naturerfahrung unter einem sehr wichtigen, aber nicht dem einzigen Aspekt betrachtet worden. Ich möchte mich deshalb noch der Frage zuwenden, welche Bedeutung die Naturerfahrung für die Selbsterkenntnis und für die seelische Entwicklung hat.

Stellen wir uns vor, wie ein drei- bis vierjähriges Kind einen Park betritt, den es noch nicht kennt. In die Faszination, die das Neue auf das Kind ausübt, mischt sich sicherlich auch Angst vor dem Unbekannten. Jeder Schritt, den das Kind tut, stellt es vor die Aufgabe, sich zu entscheiden, welchen Gefühlen und Interessen es nachgehen soll: der Neugier oder der Angst. Diese Entscheidung für das eine oder das andere hängt von dem Zutrauen ab, das das Kind gegenüber seinen eigenen Kräften und Möglichkeiten hegt, und von der Sicherheit, die es bisher erlebt hat.

Das Kind setzt sich mit den Möglichkeiten auseinander, die es in seiner Person spürt. Bei allen Tätigkeiten erhält das Kind ja immer eine Antwort auf die Frage: Wer bin ich? Es erlebt sich selbst, wenn es auf eine Bank klettert und herunterspringt, es spürt die Lust an der Funktion des eigenen Körpers, wenn es sich über eine Wiese kugelt. Es überwindet Angst, wenn es beginnt, auf einen kleinen Baum zu klettern. Auf eigene Grenzen stößt es, wenn es ihm z. B. nicht gelingt, den nächst höheren Ast zu erreichen. Zu diesem seelischen Schmerz gesellt sich oft auch körperlicher Schmerz, wenn es sich an einem abgebrochenen Ast ratscht. Das soll dem Kind nicht erspart werden, auch wenn es Tränen verursacht. In all diese Erfahrungen lernt das Kind etwas über seine eigene Person.

Kinder im Vorschulalter gehen nun aber in aller Regel nicht alleine auf Entdeckungsreise in einen Park, sondern befinden sich in Gesellschaft anderer Personen: der Eltern, der Erzieherinnen und der anderen Kinder aus Nachbarschaft oder Kindergartengruppe. In Kontakt mit diesen Personen erlebt das Kind nun nicht nur sich selbst in seiner Auseinandersetzung mit der Natur, sondern auch in seiner Beziehung zu anderen Menschen: Ein anderes Kind traut sich noch nicht, auf die Bank zu klettern und runter zu springen, ich selbst tue das aber. – Mein Freund / meine Freundin wagt es nicht, alleine um den nächsten Busch herumzugehen, er oder sie holt mich zur Verstärkung.

Auf diese Weise findet ein Vergleich der eigenen Möglichkeiten mit denen anderer Kinder statt. Und Kinder machen die beglükkende Erfahrung, welchen Wert Freundschaften in schwierigen Situationen haben.

Und dann sind da immer noch die Erwachsenen, die als Garanten für Schutz und Sicherheit wichtig sind, zu denen man hinlaufen kann, wenn Angst oder Schmerz zu groß geworden sind. Und welch einen Nervenkitzel verursacht es, sich von ihnen mal weiter zu entfernen, sich hinter einem Baum oder einem Gebüsch zu verstecken und zu warten, ob sie einen finden. Solche Wagnisse werden erst dadurch schön, daß man sie nicht allein, sondern in Gemeinschaft mit anderen Kindern erlebt. Da kann man zusammen kichern, sich freuen, sich Mut machen, wenn Angst auftritt, und die eventuell zu erwartende Schelte des Erwachsenen ist gemeinsam erfahren nur halb so schlimm.

Der Aufenthalt in der freien Natur bietet also sehr reichhaltige Möglichkeiten,

- sich selbst in seinen Möglichkeiten und Grenzen zu erfahren;
- bei anderen Kindern oder Erwachsenen Halt und Sicherheit zu erleben;
- Anregungen durch andere Personen zu erfahren bis hin zu praktischen Hilfestellungen, z. B. beim Klettern;
- die eigene Überlegenheit gegenüber jüngeren Kindern zu spüren;
- sich Mutproben auszusetzen und
- von etwas abzulassen, wenn die eigene Angst übermächtig wird.

Bisher haben wir Entdeckungsreisen betrachtet, die sich auf die Möglichkeiten der eigenen Person und auf das gemeinsame Tun und Erleben mit anderen bezogen haben. Das ist aber nicht das einzig Faszinierende an der Naturbegegnung, sondern die Vorgänge in der Natur selbst ziehen ja auch die Aufmerksamkeit der Kinder auf sich: Blätter, die aus Knospen wachsen, ihre Farbe verändern, welk werden, vom Baum fallen und auf der Erde zu Humus werden; kleine Tiere, Käfer, Raupen, Blattläuse, Schmetterlinge, Ameisen, die in ihrem Lebensvollzug zu beobachten sind; und dann wird plötzlich eine Maus oder ein Vogel entdeckt, die (wie) leblos daliegen. Sind sie tot oder schlafen sie? Kann man ihnen helfen, wieder lebendig zu werden?

Durch solche Erlebnisse lernen die Kinder etwas über die Gesetzmäßigkeiten und immer wiederkehrenden Vorgänge in ihrer natürlichen Umwelt, sie werden aber auch auf existentielle

Fragen gestoßen, die für ihr eigenes Leben Bedeutung haben: Wachsen und Blühen, Lebenserhaltung und Nahrungsgewinnung, soziales Gefüge, z. B. im Ameisenhaufen, Geburt und Tod, Werden und Vergehen. Die Aufmerksamkeit und die Konzentration, mit der sich Kinder diesen Fragen und Themen zuwenden, ist in der Regel viel intensiver als sonst. Denn hier ziehen sie Parallelen zu ihrer eigenen Existenz und ihren Lebensfragen. Unsere zweite Tochter sagte im Alter von drei Jahren, als sie vor einem Aquarium mit einem riesengroßen Fisch stand:

„Und wer nimmt den auf den Arm, wenn er traurig ist?"

Wenn man über die Unkonzentriertheit von Kindern Klagen hört, wird oft der Einwurf gemacht, daß diese Kinder dann das Thema wohl nicht interessiert. In gewissem Ausmaß trifft dies sicherlich zu. Bei Themen aus der Naturerfahrung dürfte die Wahrscheinlichkeit sehr viel größer sein, daß Kinder sich dafür interessieren, weil sie spüren, daß sie mit ihren eigenen Lebensfragen zu tun haben.

Literatur zur Vertiefung und weiteren Anregung

Hebenstreit, S. (1994), Kindzentrierte Kindergartenarbeit. Grundlagen und Perspektiven in Konzeption und Planung. Freiburg

Gebhard, U. (1994), Kind und Natur. Die Bedeutung der Natur für die psychische Entwicklung. Opladen

Winnicott, D.W. (1995), Vom Spiel zur Kreativität. 8. Aufl. Stuttgart

11 Zusammenfassung und Diagnose

In den vorangegangenen Kapiteln ist das Problem von hyperaktiven und unruhigen Kindern aus verschiedenen Blickwinkeln geschildert worden. Es wurden Ursachen auf unterschiedlichen Ebenen betrachtet. Wir sind dabei von der Funktion des Nervensystems bis hin zu gesellschaftlichen Veränderungen gegangen. Dabei ist folgendes deutlich geworden:

1. Hyperaktives und unruhiges Verhalten von Kindern stellt für Eltern, Erzieherinnen in Tageseinrichtungen, für Lehrkräfte an Schulen und für die Kinder selbst ein wachsendes Problem dar. Viele Kinder sind mit den üblichen Methoden pädagogischer Anregung und Lenkung kaum noch zu erreichen.
2. Die Ursachen, die zu Hyperaktivität und Unruhe führen, bilden ein äußerst komplexes Geflecht von Einflüssen auf unterschiedlichen Ebenen.

   Berücksichtigt werden müssen:
   - Besonderheiten in der Funktionsweise des Zentralen Nervensystems, die durch Vererbung, durch Probleme bei der Schwangerschaft und während der Geburt, durch Ernährung und Allergien zu erklären sind;
   - Merkmale heutiger Lebensgewohnheiten, unter denen besonders Mangel an Bewegung und Naturerfahrung, überhöhter Fernseh- und Videokonsum, sowie Stress im Alltag zu nennen sind;
   - die Beziehung zwischen dem Kind und seinen Eltern, in der das Kind die prägende Erfahrung von Angenommensein, Verständnis, Sicherheit und Orientierung machen kann, und deren Belastung schwerwiegende Folgen für die psychosoziale Entwicklung des Kindes hat;
   - gesellschaftliche Veränderungen, die sich in erhöhtem

  Streß für die Erwachsenen im Arbeitsleben und in wachsender Zukunftsangst zeigen, sowie
- gesellschaftliche Umbruchsituationen, die die Menschen veranlassen oder zwingen, ihre Heimat zu verlassen, wie sie Arbeitsmigration und Flucht aus Bürgerkriegsgebieten darstellen.

3. Diese Umstände, unter denen ein Teil der Kinder erheblich leidet, machen es notwendig, die Voraussetzungen für eine gute Entwicklung von Kindern akzentuiert zu betrachten. Neben den bekannten entwicklungspsychologischen Erkenntnissen über die Entwicklung des Zentralen Nervensystems und der Beziehung zwischen Kind und Eltern wird hier noch besonders der Blick auf die Bedeutung der gegenständlichen Welt und die Entwicklung psychischer Strukturen gelenkt.

Diese Diagnose des Phänomens „Hyperaktivität und Unruhe“ soll den Leitfaden bilden, an dem Anregungen und Hilfen zur Verminderung dieses Problems entwickelt werden.

Teil B: Hilfen für Erzieherinnen, Kinder und Eltern

Im zweiten Teil des Buches sollen Hilfen vorgestellt werden, mit denen die Erzieherin ihren Umgang mit dem hyperaktiven oder unruhigen Kind und dessen Eltern positiv gestalten kann. Ausgangspunkt ist die Person der Erzieherin selbst, die mit all diesen belastenden Erfahrungen und Problemstellungen konstruktiv umgehen soll. Dazu sollte die Erzieherin zuerst ihren Umgang mit sich selbst betrachten. „Was bringt mich als Erzieherin zur Ruhe?“ (Kapitel 12).

Nun erst wenden wir uns den pädagogischen Aufgaben zu, vor denen Erzieherinnen beim „Umgang mit dem hyperaktiven Kind“ (Kapitel 13) und der „Arbeit in der gesamten Gruppe“ (Kapitel 14) stehen. Zwei für unser Thema besonders wichtige Bereiche der Kindergartenarbeit werden in gesonderten Kapiteln behandelt: „Förderung der Bewegung“ (Kapitel 15) und „Förderung der Konzentration“ (Kapitel 16).

Die Zusammenarbeit mit den Eltern ist ein wesentlicher Aspekt, wenn dem hyperaktiven Kind geholfen werden soll (Kapitel 17).

Um die Probleme hyperaktiver und unruhiger Kinder zu vermindern, ist oft professionelle Hilfe außerhalb des Kindergartens zu suchen. Infrage kommen hier medizinische Einrichtungen und Behandlungen (Kapitel 18), psychologische Einrichtungen und Therapien (Kapitel 19) sowie das Jugendamt und die Schule (Kapitel 20). In einer kurzen Übersicht werden diese verschiedenen Möglichkeiten bewertet (Kapitel 21).

Welchen weiteren Lebensweg hyperaktive und unruhige Kinder vor sich haben, wird in Kapitel 22 geschildert.

Am Schluß steht ein persönlich gehaltener Ausblick auf die individuellen und gesellschaftlichen Herausforderungen, in deren Zusammenhang die Probleme der Kinder und Familien zu sehen sind (Kapitel 23).

12 Was bringt mich als Erzieherin zur Ruhe?

Im ersten Teil des Buches haben wir uns vor Augen geführt, worin die Probleme von und mit hyperaktiven und unruhigen Kinder bestehen. Alle diese Schwierigkeiten werden von der Erzieherin als große Belastung, manchmal auch als Überforderung erlebt. Erleichterung kann dadurch entstehen, daß Erzieherinnen mit dem auffälligen Kind und der gesamten Gruppe anders umgehen, mit den Eltern sprechen und Hilfen außerhalb des Kindergartens einzurichten versuchen. Das kann ein sehr mühsamer Weg werden, auf dem weiterhin besondere Belastungen in der täglichen Arbeit auftreten. Die Frage nach dem „richtigen" Umgang mit dem Kind und der Gruppe muß notwendigerweise durch eine zweite Frage ergänzt werden, nämlich: Wie gehe ich mit mir selbst in und nach Belastungssituationen um? Dazu möchte ich Ihnen im folgenden einige Anregungen geben, die ich aus Diskussionen mit Erzieherinnen und aus der Literatur entnommen habe.

Auf einem Fortbildungskurs stellten wir uns die Frage, was die Erzieherin zur inneren Ruhe bringen könnte. Die Teilnehmerinnen kamen in ihren Überlegungen und in unserem gemeinsamen Gespräch auf folgende Aspekte:

1. Sich-Luft-Machen, Sich-Aussprechen, Reflektieren

Wenn ich aufregende Situationen erlebe, die mich innerlich aufwühlen, muß ich mir Luft machen, muß es aussprechen. Das erleichtert mich. Ich lade förmlich eine Belastung ab und muß so das Erlebte nicht oder nicht mehr mit seinem ganzen Gewicht weiter mit mir herumtragen.
Wenn es möglich ist, kann ich unmittelbar oder kurz nach dieser Situation mit der Kollegin darüber reden. Oder ich verschiebe es auf die Mittagspause oder den Arbeitsschluß am Nachmittag.

Die Aussprache sollte so ablaufen, daß ich auch Verständnis von meiner Gesprächspartnerin erhalte. Dabei ist es erst einmal nicht so wichtig, ob sie die Angelegenheit auch so erlebt hat oder nicht. Wichtig ist das Erfahren von Verständnis, etwa durch folgende Äußerung:
„Ja, das kann ich nachempfinden, daß du dich in dieser Situation so gefühlt hast!"
Wenn im ersten Abschnitt der Aussprache meine Gefühle und Erlebnisse im Mittelpunkt des Gesprächs standen, so sollten jetzt in einem zweiten Teil Vergleiche mit der Sichtweise der Kollegin angestellt werden, die ich z. B. mit der Frage einleiten kann:
„Wie hast du diese Situation erlebt?" Oder wenn sie nicht dabei war: „Wie wirkt das ganze auf dich?"
Nun trete ich in einen Klärungsprozeß ein und versuche, mir darüber klar zu werden, ob es jeder anderen Person ähnlich ergangen wäre wie mir oder ob ich durch mein Verhalten oder durch meine persönlichen Besonderheiten etwas zu der Aufregung beigesteuert habe.
In diese Überlegungen kann ich erst dann einsteigen, wenn sich die erste Erregung gelegt hat und wenn ich zu meiner Gesprächspartnerin ein wirklich gutes Vertrauensverhältnis empfinde. Manchmal kann es günstig sein, erst einmal darüber zu schlafen und am nächsten oder übernächsten Tag solch ein Gespräch zu suchen.
Wenn ich merke, daß ich immer wieder in ähnliche Situationen gerate, sollte ich mir professionelle Hilfe von einer Supervisorin o. ä. holen.

2. Kurze Pausen zur eigenen Erholung

Eine Erzieherin erzählte von ihrer Streß-Situation:

„Ich war beim Basteln mit den Kindern. Wir machten Laternen, die etwas schwierig herzustellen waren, d. h., ich brauchte viel Geduld, um es den Kindern zu zeigen. Und dann wollte ich sie ja auch möglichst viel selbst machen lassen, aber nun brauchten sie mich doch sehr dabei. Ich war innerlich ganz schön angespannt, denn wir hatten nicht mehr viel Zeit, da das Laternenfest ja übermorgen sein sollte. In diese Situation platzte nun eine Mutter herein, die mich unbedingt sprechen wollte. Ich hoffte, daß das kurz zu erledigen wäre, und ging zu ihr in den Flur. Da überschüttete sie mich förmlich mit ihren Problemen, die mich furchtbar aufwühlten. Ich konnte (und mochte) sie zuerst gar nicht bremsen. Schließlich konnte ich sie auf einen späteren Zeitpunkt vertrösten, weil ich ja jetzt unbedingt mit den Kindern weiter basteln wollte."

Ich fragte sie: „Sind Sie dann gleich wieder in die Gruppe zurückgegangen, um weiter zu basteln?"
Die Erzieherin: „Ja."
Ich fragte weiter: „Oder hätten Sie sich auch fünf Minuten Zeit nehmen können, um über das gerade Erlebte nachzudenken und um so etwas Abstand und Ruhe wiederzugewinnen? Dann könnten Sie sich doch wieder besser auf die Situation mit den Kindern einstellen?"
Erzieherin: „Ja, das stimmt eigentlich: Ich rannte gleich wieder in die Gruppe, um weiterzumachen, aber eigentlich wäre es ja wirklich gut, ich würde mir etwas Zeit zum Nachdenken nehmen."
Andere Erzieherinnen berichteten, daß sie im Team verabredet hätten, daß sie in besonderen Situationen, in denen eine Kollegin sich überfordert fühlt, auch mal fünf Minuten rausgehen können, um Atem zu holen. Wichtig sei es, das untereinander richtig abzuklären und sich zu signalisieren, ob das gerade geht oder nicht. Die verbleibende Kollegin solle ja nicht alleine einem Chaos ausgesetzt sein. Das habe bislang immer gut funktioniert. Wenn sie selbst in der Gruppe bleiben und die Kollegin rausgehe, fänden sie es besser, sie komme entspannt zurück, als wenn sie sich noch eine halbe oder eine Stunde lang gereizt mit den Kindern beschäftige.

3. Planung

Mit einer realistischen Planung kann ich vorbeugen, daß ich in Druck und Streß gerate. Deshalb sollte ich mich zwischendurch immer vergewissern, wo ich mit meinen Zielen stehe. Manchmal scheint ein Berg vor mir zu stehen mit all dem, was ich tun möchte und tun sollte. Wie kann ich verhindern, mich davon erdrücken zu lassen?

- Eine Auflistung der Aufgaben oder Ziele, die in den nächsten Wochen oder Monaten anstehen, verschafft mir den notwendigen Überblick.
- In einem zweiten Arbeitsschritt kann ich diese Ziele oder Aufgaben gewichten und in eine Rangreihe bringen. So erhalte ich eine Prioritätenliste, auf der ich ablesen kann, was wichtig und was weniger wichtig ist.
- Bei den einzelnen Zielen kann ich mir nun maximale und minimale Varianten vorstellen, so daß ich auch flexibel handeln kann, wenn ich durch irgendwelche Störungen aufgehalten werde.

Bei einer solchen Vorgehensweise können meine Ansprüche und meine Möglichkeiten in eine ausgewogenen Balance geraten. Wenn ich es schaffe, so zu leben und zu arbeiten, gelange ich zu einer sehr wesentlichen Voraussetzung für meine eigene Lebens-

zufriedenheit: Ich fühle mich mit den von außen kommenden Anforderungen und meinen eigenen Fähigkeiten im Einklang (1).
Unter diesem Aspekt kommt der Vorbereitung auf den folgenden Tag besonder Bedeutung zu:
- Ich setze mir realistische Ziele.
- Ich nehme die Aufgabe, die der nächste Tag an mich stellt, innerlich an.
- Ich bereite mich gedanklich auf mögliche Störungen oder Belastungen vor und lege mir alternative Handlungsmöglichkeiten zurecht.

Bei dieser Art der Vorbereitung kann ich mit mehr Gelassenheit und Selbstvertrauen in den nächsten Tag gehen.

4. Zeit zum Alleinsein

In den bisherigen Überlegungen sind wir davon ausgegangen, daß vieles in Gesprächen mit der oder den Kollegin/nen geleistet wird. Das ist auch richtig und gut so, beleuchtet aber noch nicht alle Möglichkeiten, die mir zur Bewältigung von Belastungen zur Verfügung stehen.
Von Nutzen ist auch die Zeit, in der ich ganz bewußt für mich allein bin. Denn dabei eröffnen sich mir Möglichkeiten der Lebensbewältigung, wie sie Psychologen auch bei anderen Personen gefunden haben (2): Durch zeitweiliges Alleinsein können vier grundlegende psychische Bedürfnisse erfüllt werden:

- *Innere Einkehr:* Das Innehalten öffnet die Gedanken für die Betrachtung der eigenen Lebenssituation: Wer bin ich? In welchen Beziehungen lebe ich? Welche Ziele habe ich? Für meine berufliche Tätigkeit als Erzieherin könnte ich fragen: Wie sehr bin ich für das Glück „meiner" Kinder in der Gruppe verantwortlich, oder wieviel Verantwortung lasse ich bei den Eltern?
- *Kreativität:* Ungestört von anderen Personen oder Eindrücken kann ich die Dinge von ganz anderen Seiten betrachten. Neue Möglichkeiten erschließen sich, z. B. bei der Frage, wie ich den Stuhlkreis in meiner Gruppe gestalten will. Wie wäre es denn, wenn ich ihn eine Zeitlang weglasse oder nur sehr kurz mache? Oder ihn nach draußen verlege, wo wir uns im Garten für einen Moment alle anfassen?
- *Autonomie:* Wenn ich allein bin, habe ich die Freiheit, nur das zu tun, was ich will. Und das hilft mir, mich auf meine ganz eigenen Möglichkeiten und Fähigkeiten zu besinnen. Dann sehe ich, daß ich vieles selbst gestalten kann und nicht Opfer von anderen Einflüssen bin. Gerade die Arbeit im Kindergarten bietet ja einen weiten Gestaltungsrahmen.

- *Spiritualität:* Alleinsein lädt auch zur Auseinandersetzung mit Glaubensfragen ein. Durch einen Rückhalt im Glauben kann ich ja eine wesentliche Stützung erfahren und eine grundlegende Orientierung erhalten. – Eine Erzieherin drückt das so aus, als sie über die Schwierigkeit spricht, schwierige Kinder anzunehmen:
  „Da kommt mir vielleicht auch mein religiöser Glaube zu Hilfe: Das sind ja nun alles Geschöpfe Gottes, und die muß ich so annehmen, wie sie da sind" (3, S. 183).

5. Gestaltung der eigenen Freizeit

Die Zeit zum Alleinsein werde ich nur zu einem kleinen Teil während der Berufstätigkeit, in der Vorbreitungszeit, finden. Deshalb sollte ich mir in der Freizeit den notwendigen Spielraum schaffen. In der Freizeit bieten sich mir aber noch weitere Kraftquellen für mein seelisches Wohlbefinden. Da das vorliegende Buch sich nicht zu einem allgemeinen Ratgeber für Lebensfragen ausweiten soll, werden die folgenden Aspekte nur sehr kurz angesprochen.
Meine Lebenszufriedenheit hängt u. a. davon ab,

- wie gut ich Freundschaften pflege;
- ob ich einem interessanten Hobby nachgehe und
- ob ich Sport treibe.

Gerade letzteres kam in unserem Fortbildungskurs auch zur Sprache. Eine Erzieherin sagte: „Was mir auch sehr hilft, ist körperliche Betätigung. Ich gehe einmal in der Woche in eine Leichtathletik-Gruppe, oder ich fahre Fahrrad; und das tut mir unheimlich gut, weil ich da viel Dampf ablassen kann." – Körperliche Müdigkeit führt auch zu seelischer Entspannung.

Über die Gedanken dieses Kapitels können wir als Überschrift einen bekannten Satz stellen, dessen zweiter Teil hier sein besonderes Gewicht erhält: „Liebe Deinen Nächsten wie Dich selbst!"

Literatur zur Vertiefung und weiteren Anregung

Künkel, A. (1996), Streßbewältigung im Kindergarten. Wie Sie sich dauerhaft vor Überlastung schützen können. Freiburg

13 Der Umgang mit dem einzelnen hyperaktiven oder unruhigen Kind

Die folgenden Anregungen sind aus meiner Beratungsarbeit mit Erzieherinnen entstanden, in der ich sehr viel aus den Erfahrungen und Erfolgen der pädagogischen Fachkräfte gelernt habe. Außerdem habe ich in der Fachliteratur weitere nützliche Überlegungen gefunden (siehe die Hinweise am Schluß dieses Kapitels).

13.1 Die Beziehung zum hyperaktiven Kind

Hyperaktive und unruhige Kinder verletzten häufig die Regeln, stören andere Kinder und bieten somit öfter Anlaß, sie zu ermahnen und ärgerlich auf sie zu reagieren. Wir haben gesehen (Kapitel 2 und 7), daß diese Kinder seelisch sehr verletztlich sind und meist wenig psychische Stabilität entwickeln konnten. Deshalb ist die Gestaltung einer positiven Beziehung zu diesen Kindern von größter Bedeutung.

In der Alltagsroutine steht man/frau in der Gefahr, sich von den vielen Ärgernissen in eine Haltung drängen zu lassen, aus der heraus man/frau das Kind fast nur noch als Störenfried ansieht. Hinzu kommen noch Zweifel an den eigenen pädagogischen Fähigkeiten, mit solch einem Kind „nicht fertig werden zu können". Um aus dieser ungünstigen Einstellung und aus den Selbstzweifeln herauszukommen, sind einige gedankliche Anstrengungen notwendig:

- Machen Sie sich in diesem Zusammenhang bewußt, daß die Probleme des Kindes nichts mit ihren pädagogischen Fähigkeiten zu tun haben: Hyperaktive Kinder sind schwierig und führen Erwachsene oft an die Grenzen der eigenen Möglichkeiten.

- Durch eigene Beobachtung und durch den Austausch mit der Kollegin können Sie Seiten an diesen Kindern entdecken, die positiv sind. Bei jedem Kind sind liebenswerte Seiten zu finden, wenn Sie den Blick dafür öffnen und genau hinschauen.
- Sie werden allerdings die Entdeckung machen, daß die liebenswerten Seiten nur in manchen Situationen zum Vorschein kommen, in anderen jedoch nicht. Daraus können Sie für sich die Aufgabe ableiten, häufiger solche Situationen zu schaffen, in denen das Kind und Sie selbst sich gemeinsam wohlfühlen. Das Kind erlebt sich auf diese Weise im Kontakt mit Ihnen positiv, und Sie selbst spüren die Freude über das Kind.
- Das ist ein äußerst wichtiger Gesichtspunkt, denn eine gute Beziehung kann sich nicht allein dadurch entwickeln, daß ich meinem Herzen einen Stoß gebe, sondern sie benötigt die immer wiederholte Erfahrung, daß angenehme Erlebnisse mit diesem Kind möglich sind.

Eine gute Beziehung findet bei Kindern im Kindergartenalter meist auch darin ihren Ausdruck, daß das Kind die körperliche Nähe des Erwachsenen sucht. Hyperaktiven Kinder fällt es allerdings oft sehr schwer, sich entspannt auf dem Schoß der Erzieherin wohlzufühlen. Oft lehnen sie solche Art des Kontakts ab oder gehen von sich aus auf Angebote, die Sie dem Kind machen, nicht ein. Hier bietet sich nun die Möglichkeit, nicht auf dem sanften Wege die köperliche Annäherung zu vollziehen, sondern durch eine freundschaftliche Rangelei oder „Bubelei" diesen Kontakt herzustellen.

Die Beziehung zum Kind kann auch dadurch gestärkt werden, daß Sie einen Hausbesuch machen, der hauptsächlich dem Spiel mit dem Kind dient, weniger der Unterhaltung mit den Eltern. Kinder genießen es ja in der Regel sehr, wenn die Erzieherin zu ihnen nach Hause kommt und sich Spielsachen und Kinderzimmer zeigen läßt. Das Kind erlebt dabei, daß es von der Erzieherin wirklich wahrgenommen und geschätzt wird.

13.2 Die Lenkung des hyperaktiven Kindes

Hyperaktive Kinder brauchen eine feste, freundliche und konsequente Führung. Sie müssen täglich die Erfahrung machen, daß die aufgestellten Regeln, die sie ja alle sehr gut kennen, auch tatsächlich beachtet werden. Die Erzieherin sinkt in der Achtung des hyperaktiven Kindes, wenn sie mal großzügig darüber hinwegsieht.

Nun ist es allerdings schwierig, auf jede der vielen Störungen zu reagieren. Wichtig ist deshalb die Entscheidung für die Erzieherin, auf welche Regeln sie konsequent achten und welche Art von Unruhe sie tolerieren oder übersehen will. Das Wegräumen des Geschirrs nach dem Vespern sollte z. B. ein unverzichtbarer Bestandteil der Alltagsregeln sein. Wenn das Kind jedoch zappelig auf seinem Stuhl sitzt, sollten Sie darüber hinwegsehen.

Durch entsprechende Beobachtungen ist zu prüfen, welche Regeln das Kind tatsächlich einhalten kann und durch welche es eindeutig überfordert ist. Das Wegräumen des Geschirrs dürfte z. B. keine Überforderung sein, wohl jedoch das Mitmachen im Stuhlkreis über eine bestimmte Zeitspanne hinweg. Es hilft in der Regel niemandem, weder dem hyperaktiven Kind noch den anderen Kindern noch Ihnen selbst, wenn Sie das mit Strenge durchsetzen wollten. Hier sind eher dem hyperaktiven Kind gewisse Ausnahmen zu gestatten, z. B. den Stuhlkreis zu verlassen, wenn es nicht mehr mitmachen kann oder will.

In meinen Beratungsgesprächen höre ich vielfach von Erzieherinnen den Einwand, daß dann andere Kinder sich auch nicht mehr an diese Regeln gebunden fühlen. Das ist sicherlich häufig eine Reaktion von manchen Kindern. Dem können Sie jedoch dadurch begegnen, daß Sie mit den Kindern darüber sprechen, daß Sie die Anforderungen an die einzelnen Kinder je nach ihren Fähigkeiten anders gestalten. So ist es den Kindern durchaus zuzumuten, ihnen zu sagen:

„Von dir weiß ich, daß du das kannst, deshalb erwarte ich das von dir. Das andere Kind braucht aber noch Zeit, um das zu lernen.“

Schwierig wird es immer wieder sein, den richtigen Zeitpunkt abzupassen, in dem das hyperaktive Kind den Kreis verlassen darf. Gestatten Sie es ihm auf jeden Fall, bevor Sie selbst ärgerlich werden. Das ist äußerst wichtig, damit Sie das Hinausgehen des Kindes mit einem freundlichen Wort begleiten können, so daß es weder für das hyperaktive Kind noch für die anderen als „Strafe“ aufgefaßt werden kann.

Auch wenn sich das Hinausgehen des Kindes nicht so glatt gestalten läßt, sollte es keinesfalls als „Rausschmiß“ praktiziert werden. Dieser Schritt sollte deshalb vorher mit dem hyperaktiven Kind in einer entspannten Situation besprochen werden, in dem Sinne, daß diese Maßnahme nämlich der Hilfe zur eigenen Beruhigung dient und keine Strafe für ungebührliches Verhalten ist. – So sollte es den anderen Kindern auch erklärt werden.

Die Führung des Kindes zur Einhaltung der Regeln und die Reaktionen auf Regelverletzungen sollten von Ihnen möglichst mit kühlem Kopf und ohne Gefühlsaufwallungen als „technisches Problem“ gehandhabt werden. Auch wenn Sie Dinge schon hundertmal gesagt haben, braucht das Kind beim hundertunderstenmal immer noch den Hinweis, was es jetzt tun oder lassen soll. Die verständliche Frage: „Kapierst du das denn nie?“ hilft weder dem hyperaktiven Kind noch Ihnen selbst. Im Gegenteil: Für beide Seiten vergrößert es die Frustration.

Wenn eine Lenkung des hyperaktiven Kindes notwendig wird, sollte sie nicht durch Zuruf aus einer gewissen Entfernung erfolgen. In der Regel hilft es nur, wenn Sie aufstehen, zum Kind hingehen, sich ihm ganz direkt und eindeutig zuwenden und nun Ihr Begehren äußern. Der Zuruf aus der Ferne erhöht für alle Beteiligten den Ärger: Er läßt den Lärmpegel in der Gruppe ansteigen, weist die anderen Kinder wieder auf den „Störenfried“ hin und erhöht Ihre eigene Belastung, wenn er ohne Wirkung bleibt.

13.3 Hilfen zur Entwicklung der Selbststeuerung

Hilfen zur Selbststeuerung müssen an der jeweiligen Verfassung und Stimmungslage des Kindes ansetzen. Das fängt schon morgens beim Betreten des Kindergartens an. Wenn das hyperaktive Kind in den Gruppenraum kommt, wird es eindeutig von der Erzieherin mit Handschlag begrüßt. Diese Begrüßungszeremonie sollte dem Kind deutlich und der Erzieherin bewußt machen, daß das Kind jetzt da ist. Die Erzieherin drückt damit aus: „Ja, ich nehme dich wahr, ich freue mich, daß du da bist, und ich möchte wissen, wie es dir geht." Durch diese Begrüßung wird ein wichtiger Einschnitt markiert: Was zuhause war, ist jetzt nicht mehr von Bedeutung. Jetzt bist du in meiner Obhut!

In dieser Situation kann die Erzieherin noch folgende Fragen abwägen:

Was hat das Kind heute morgen schon zuhause erlebt? Gab es schon Ärger? Oder lief es relativ entspannt ab? Und welche Situation findet das Kind nun in der Kindergruppe vor? Ist sein Freund schon da, ohne den er nichts mit sich anzufangen weiß? Sind schon viele Kinder da und die beliebten Ecken alle besetzt? Also: Wie helfe ich dem Kind, jetzt in die Gruppe hineinzufinden?

Von den Antworten auf diese Fragen wird es abhängen, ob Sie das hyperaktive Kind ziehen und es seinen Interessen nachgehen lassen, oder ob Sie ihm Hilfestellung oder Anregung dazu geben, was es und mit wem es nun spielen will. In der ersten halben Stunde sollten Sie ihm sehr viel Aufmerksamkeit widmen, denn diese Zeit entscheidet oft darüber, wie der ganze weitere Tag abläuft. Hier Zeit und Zuwendung zu investieren, lohnt sich auf jeden Fall, nicht nur für das hyperaktive Kind, sondern auch für die anderen Kinder, die dann weniger Störungen erleben, und für Sie selbst, die Sie weniger genervt werden.

Wenn Sie das Kind also erst einmal ziehen lassen, sollten Sie genau beobachten, ob es in ein Spiel findet oder nicht. Auf jeden Fall sollte ein Herumwandern bald sein Ende finden.

Dazu wird es notwendig sein, daß Sie zu dem Kind hingehen und freundlich sagen, daß es sich wohl nicht recht entscheiden könne, was es nun spielen wolle. – Sie können dann nach seinen Interessen fragen und ihm helfen, diese in akzeptabler Weise umzusetzten. Dabei sollten Sie abwägen, ob der Wunsch des Kindes sich so verwirklichen läßt, daß nicht ein baldiger Abbruch oder Störungen anderer Kinder zu erwarten sind. Die Situation sollte für das hyperaktive Kind so gestaltet werden, daß es seinen Fähigkeiten und Besonderheiten entsprechend sich erfolgreich darin verhalten kann. Dazu wird es oft unerläßlich sein, daß Sie selbst sich mit dem Kind hinsetzten und ein Spiel beginnen.

Sein Konzentrationsmangel kann für Sie in dieser Situation zu einer Nervenprobe werden. Sie können die Aufmerksamkeit des Kindes nun dadurch etwas steuern, daß Sie die einzelnen Spielhandlungen des Kindes (sowie die eigenen und die der Mitspieler) mit Worten begleiten und beschreiben. Für weitere Anregungen nehmen Sie bitte die Phase 3 des verhaltenstherapeutischen Programms im Abschnitt 19.4.1 zu Hilfe (S. 165).

Wenn das hyperaktive Kind etwas älter geworden ist, können Sie mit dem Versuch beginnen, mit ihm über die Regeln zu sprechen und zu überlegen, was geschehen soll, wenn es ihm schwerfällt, sich daran zu halten. Das hyperaktive Kind leidet selbst darunter, daß es Regeln verletzt, weil es ja niemanden damit ärgern oder verletzen wollte. So kann mit ihm in einer ruhigen, entspannten Situation, eventuell auch in einer Einzelsituation, die Frage angegangen werden:

„Was soll geschehen, wenn du im Stuhlkreis nicht mehr mitmachen kannst?“

In der Regel finden hyperaktive Kinder selbst eine Lösung, die für alle Beteiligten praktikabel ist. Sie können nun allerdings nicht davon ausgehen, daß in der entscheidenen Situation das Kind auch selbst daran denkt und entsprechend handelt. Dazu braucht es Ihre Hilfe, indem Sie das Kind auf die Verabredung hinweisen. Das kann, wie schon oben gesagt, durch freundliche Worte geschehen, eventuell können Sie mit ihm aber auch ein Handzeichen verabreden, so daß die Aufmerksamkeit der anderen Kinder möglichst wenig auf dieses Verfahren gelenkt wird.

Eine wesentliche Hilfe zur Selbststeuerung können Sie auch dadurch leisten, daß Sie das Kind nicht auf die Regeln oder den geplanten Ablauf hinweisen, sondern daß Sie stattdessen fragen:
„Was wolltest/solltest du jetzt eigentlich tun?"
So wird das Kind dazu angeleitet, innezuhalten, selbst zu prüfen, was es gerade tut oder tun sollte, um dann für sich entsprechende Schlußfolgerungen zu ziehen und in die Tat umzusetzen.

13.4 Zum Umgang mit Konflikten

Hyperaktive Kinder sind häufig in Konflikte mit anderen Kindern verwickelt. Streit entsteht zum einen durch die Impulsivität des hyperakiven Kindes, zum anderen durch Provokationen der anderen Kinder. Für diese kann es ja einen besonderen Reiz bedeuten, den Zappelphilipp auf die Palme zu bringen. Dabei tauchen für die Erzieherin erhebliche Schwierigkeiten auf. Folgende Vorgehensweisen könnten ihnen helfen, damit umzugehen:

- *Selbst mitspielen:* Sie gehen zu den Kindern und spielen mit. Durch Ihre Anwesenheit verringert sich schon die Anspannung bei den Kindern, ob es nicht doch bald wieder Streit gibt. – Sie können im Verlauf des Spiels leichter abschätzen, wann eine Situation beginnt, kritisch zu werden, und erkennen, wodurch der Konflikt entsteht. Sie können so gezielter eingreifen und in einem sehr frühen Stadium der Konfliktentwicklung mit den Kindern eine Lösung erarbeiten.
- *Beruhigung der Kampfhähne:* Wenn Sie erst dazu kommen, wenn der heftige Streit schon in vollem Gange ist, werden Sie die Kinder erst einmal zu trennen versuchen. Das kann schon schwierig genug werden. Geben Sie dann aber dem hyperaktiven Kind genug Zeit, von seinem übergroßen Erregungszustand wieder herunterzukommen, und versuchen Sie nicht zu früh, den Konflikt mit Worten klären zu wollen. Beide Konfliktparteien brauchen erst einmal Ihren Trost

und Ihr Verständnis. Danach ist erst an eine rationale Analyse des Vorgangs zu denken.

- *Die Kinder Lösungen suchen lassen:* Wenn die Kinder sich so weit beruhigt haben, daß ein Gespräch über den Vorgang beginnen kann, sollten Sie nicht selbst eine Lösung vorschlagen („Wenn ihr euch nicht vertragen könnt, dürft ihr nicht mehr in der Bauecke spielen!"), sondern die Kinder fragen, was sie nun tun wollen. – Kinder kommen oft selbst auf erstaunliche kreative Ideen, an die sie sich besser halten können als an die Anweisung der Erzieherin.
- *Außenseiter verhindern:* Hyperaktive stehen in der Gefahr, von den anderen Kindern in eine Außenseiterposition geschoben zu werden. Nun kann man zwar nicht Sympathie erzwingen oder herbeireden, für die Erzieherin bleibt aber trotzdem noch Gestaltungsspielraum: Verdeutlichen Sie den anderen Kindern (und dem hyperaktiven Kind), daß Sie jedes Kind gleich achten und ihm beistehen, wenn es in Not ist. Die anderen Kinder merken daran, daß Sie sich nicht mit ihrem Zorn auf den „Störenfried" solidarisieren. Sie treten stattdessen als Vorbild dafür auf, jedes Kind auch in seinen Schwächen zu akzeptieren. (Das ist oft eine sehr schwierige Aufgabe!)

13.5 Die gezielte Förderung des hyperaktiven Kindes

Um bei hyperaktiven Kindern altersgemäße Verhaltensweisen zu entwickeln, ist ein besonderer pädagogischer Aufwand notwendig, der meist nur in Einzelsituationen oder in Kleinstgruppen betrieben werden kann. Wenn solche Maßnahmen in Ihren Möglichkeiten liegen, sollten sie sich von folgenden Prinzipien leiten lassen:

- Beginnen Sie mit Anforderungen, die das Kind gut bewältigen kann. Ein Erfolg motiviert das Kind für weitere Anstrengungen.

- Gestalten Sie den Abschluß immer so, daß er mit einem „Erfolg“ endet und Sie dabei freundliche Gefühle ausdrücken können. Verhindern Sie auf diese Weise, daß Sie selbst nervös werden.
- Wenn die Konzentration des Kindes an einem Tag früher als sonst nachläßt, berücksichtigen Sie seine Tagesform. Beenden Sie dann die Aktivität auch früher und äußern Sie Verständnis dafür, daß das Kind heute vielleicht keinen so guten Tag hatte, wenn Sie merken, daß es selbst seine Leistung als wenig befriedigend ansieht.
- Loten Sie die Möglichkeiten des Kindes aus, indem Sie zwischendurch kleine Pausen (mit Bewegungsmöglichkeiten) einlegen und danach das Kind zur Weiterarbeit zu motivieren versuchen.
- Gehen Sie in Ihren Anforderungen an das Kind nicht von dem anzustrebenden Ziel aus, z. B. mit der Haltung: „Wenn das Kind nächstes Jahr in die Schule soll, muß es das doch jetzt können.“ Damit überfordern Sie das Kind und sich selbst. Gestalten Sie die Anforderungen tatsächlich nach dem Entwicklungsgang des Kindes, so daß es die einzelnen Schritte, die Sie von ihm verlangen, wirklich mit Erfolg bewältigen kann.

Über diese Möglichkeiten hinaus hat es sich auch sehr bewährt, hyperaktiven Kindern besondere Aufgaben zu geben, z. B. Blumen gießen oder ein Tier versorgen etc. Für ältere Kinder kann es nach gründlichem Abwägen auch denkbar sein, sie mit der Patenschaft für ein jüngeres, neu eingetretenes Kind zu betrauen. Nun hat das hyperaktive Kind die Aufgabe, dem jüngeren alles zu zeigen, ihm zu helfen, z. B. beim Anziehen, aber auch bei der Einhaltung der üblichen Alltagsregeln.

13.6 Erkennen der eigenen Grenzen

Die Schilderung der Möglichkeiten, mit hyperaktiven Kindern förderlich umzugehen, soll nicht die unausgesprochene Aufforderung enthalten, daß es Ihnen nun auch gelingen muß, das Kind zu integrieren und seine Entwicklung positiv zu gestalten.

Sie dürfen auch an eine Grenze kommen, an der Sie das Recht haben zu sagen: „Ich kann nicht mehr!"

Wenn die in diesem Buch aufgeführten Möglichkeiten Ihnen nicht genug helfen, mit der Belastung fertig zu werden, kann für das hyperaktive Kind auch die Kündigung des Platzes erwogen werden. Der Kindergarten ist ja eine Regeleinrichtung und nicht verpflichtet, Kinder mit schwerwiegenden Störungen aufzunehmen oder zu behalten.

Wenn Sie solch einen Schritt erwägen, müßten Sie auch mit Ihrer Fachberatung und Ihrem Träger sprechen, von denen eine solche Entscheidung ja (mit)zu vertreten wäre. Und es wäre natürlich gut, wenn Sie der Familie Hilfen für ihre Problemlage anbieten könnten. Da ist in erster Linie an das Jugendamt zu denken. Wie Sie die Kontaktaufnahme und die Zusammenarbeit zwischen Eltern, Jugendamt und Tageseinrichtung gestalten können, wird in Kapitel 20: „Jugendamt und Schule" beschrieben.

Literatur zur Vertiefung und weiteren Anregung

Friedrich, H. (1995), Beziehungen zu Kindern gestalten. Einsichten und Übungen für den Alltag. Freiburg

Redl, F. und Wineman, D. (1993), Steuerung des aggressiven Verhaltens beim Kind. 6. Aufl. München

Wolfram, W.-W. (1995), Präventive Kindergartenpädagogik. Grundlagen und Praxishilfen für die Arbeit mit auffälligen Kindern. Weinheim

14 Die Arbeit mit der gesamten Gruppe

In den beiden vorangegangenen Kapiteln haben wir uns Gedanken darüber gemacht, wie die Erzieherin zur Ruhe in ihrer Arbeit kommen kann und wie sie das einzelne hyperaktive Kind führen sollte. Nach diesen Überlegungen höre ich einige Erzieherinnen aufseufzen: „Und was mache ich mit den anderen Kindern? Die sollen doch auch zu ihrem Recht kommen?"

In der Tat, die Förderung der anderen Kinder sollte nicht über Gebühr durch den Umgang mit einzelnen schwierigen Kindern eingeschränkt werden. Wie ist hier „Gerechtigkeit" zu verwirklichen? Und was heißt hier Gerechtigkeit?

Nach der Erörterung dieser Frage möchte ich noch Bereiche der pädagogischen Arbeit mit der gesamten Gruppe ansprechen, die für unser Thema wichtig sind. Zum Teil gehören sie zur üblichen Praxis der Kindergartenarbeit. Ihre Bedeutung für die Arbeit mit der gesamten Gruppe gerade auch in Hinblick auf die Hyperaktivität einzelner Kinder soll an dieser Stelle jedoch besonders betont werden.

1. Was heißt „gerecht"?

Wenn wir uns die drei Hauptdimensionen erzieherischen Verhaltens vor Augen führen – emotionale Zuwendung, Anregung, Lenkung –, können wir versuchen, diese Fragen zu beantworten: Jedes Kind braucht Zuwendung, Anregung und eine gewisse Lenkung, aber in unterschiedlichem Ausmaß. Darauf stellen Erzieherinnen sich fast automatisch ein: Wer mehr Hilfe braucht, z. B. kleine Kinder bei der Eingewöhnung, bekommt sie in der Regel auch. Wenn Kinder viel Zuwendung fordern, indem sie sich häufig an die Erzieherin wenden, erhalten sie sie meist auch. Und wenn Kinder häufig in Konflikte verwickelt sind, muß die Erzieherin zwangsläufig einschreiten, um Schlimmeres zu verhüten, und um die Kinder zu einer angemessenen Konfliktregelung anzuleiten.

Nach diesen Überlegungen wäre es also zwangsläufig gerecht, die Kinder unterschiedlich zu behandeln, da jedes Kind unterschiedliche Voraussetzungen nach Alter, Entwicklung und familiärem Hintergrund mitbringt.

Die oben genannte Klage von Erzieherinnen ist nun wohl so aufzufassen, daß sie sich überfordert fühlen, besonders schwierigen Kindern auch ein besonders großes Ausmaß an Zeit zu widmen, so daß sich für sie die Frage stellt, ob ein schwieriges Kind noch in der Gruppe tragbar ist. Diese Frage muß man sich in der Tat bei einzelnen hyperaktiven Kindern stellen. Auf sie soll weiter unten in Kapitel 20 genauer eingegangen werden.

Wenn die Erzieherin versuchen will, das unruhige oder hyperaktive Kind in ihrer Gruppe möglichst weitgehend zu integrieren, dann haben sich die in den folgenden Abschnitten beschriebenen Maßnahmen als erfolgversprechend erwiesen.

2. Die Erzieherin als ruhender Pol

Die Ruhe und die Bedachtsamkeit, mit der sich die Erzieherin im Gruppenraum bewegt und verhält, haben eine positive Wirkung auf die Kinder. Im Verlauf eines Beratungsgesprächs sagt mir eine Erzieherin:

„Ich merke, daß es den Kinder gut tut, wenn ich eine ganze Zeitlang am selben Platz sitzen bleibe. Ich sehe dann, daß einzelne Kinder im Verlauf ihres Spiels immer wieder mal zu mir hergucken. Wir wechseln einen kurzen Blick, dann wenden sie sich wieder ihrem Spiel zu. Wenn ich dagegen immer wieder woanders sitze, müssen sie mich immer erst suchen."

Diese Beobachtung unterstreicht Erkenntnisse aus der psychologischen Forschung: Kleine Kinder – und damit sind auch Kindergartenkinder eingeschlossen – brauchen die Sicherheit, die ihnen die Nähe oder die Verfügbarkeit einer Vertrauensperson gewährt. Den jüngeren Kindergartenkindern reicht oft nicht ein Blick, sondern sie kommen her und lehnen sich an die Erzieherin. Mit diesem Körperkontakt „tanken“ sie gefühlsmäßig Kraft. Sie benutzen die Erzieherin als „sichere Basis“ und brauchen immer wieder die Vergewisserung, daß diese Art „Tankstelle“ ihre Funktion weiterhin erfüllt.

3. Gestaltung des Freispiels

Im Freispiel sollen die Kinder nach ihren Bedürfnissen Gebrauch von den vielen Spielmöglichkeiten im Gruppenraum machen. In der Regel finden sie ja auch nach ihrem Ankommen im Gruppenraum Spiele, die ihren Interessen entsprechen. Die Fähigkeit, eine Spielidee über eine längere Zeit zu gestalten, ist jedoch bei den Kindern unterschiedlich entwickelt, so daß es bald unruhig werden kann. Hier ist die sensible Beobachtung der Erzieherin gefragt, die dann möglichst vor einem Auseinanderfallen des ganzen Spiel Anregungen gibt, mit denen die Kinder ihr Spiel wieder aufnehmen können.

Wenn sich viele Kinder auf relativ engem Raum tummeln, kommt es schneller zu Reibungen und Konflikten. Bei meinen Besuchen in Kindergärten entdecke ich immer wieder, daß viele Erzieherinnen nach Ausweitung ihrer Möglichkeiten suchen und dabei auch fündig werden: Im Flur werden Bewegungsgeräte aufgestellt, oder es wird dort eine Bauecke eingerichtet. Manche Erzieherinnen entwickeln auch einen Plan, wie sie Kinder in kleinen Gruppen alleine in den Garten lassen können, so daß während des Freispiels nicht alle im Gruppenraum sein müssen.

Die Dauer der Freispielzeit sollte sich an den Bedürfnissen und Fähigkeiten der Kinder orientieren und weniger am Ritual des Tagesablaufs. In manchen Regelkindergärten, in denen die Öffnungszeiten verändert werden, wird nun das Freispiel bis 11.00 Uhr ausgedehnt. Hier ist nach meinen Erfahrungen sorgsam zu prüfen, ob Kinder und Erzieherinnen damit nicht überfordert sind.

4. Kleingruppenarbeit

Kleingruppenarbeit findet nach meinen Beobachtungen überwiegend in der zweiten Hälfte des Vormittages statt. Kann es nicht auch eine Entlastung für alle Beteiligten sein, wenn das schon während der Freispielzeit geschieht? Hier können einige Kinder, deren Spiel- und Konfliktfähigkeiten wenig entwickelt sind, zusammen mit anderen Kindern unter Anleitung der Erzieherin Spiele und Aktivitäten gestalten, die den Kindern mehr bringen als der Verbleib im Gruppenraum während der Freispielzeit. In kleineren Gruppen können auch eher Gespräche geführt werden als mit allen Kindern in der Großgruppe. So kann leichter die Grundlage für eine Gesprächskultur geschaffen werden, mit der später Kinderkonferenzen durchgeführt werden können.

5. Verminderung des Lärms

Über die Lärmbelastung im Gruppenraum klagen viele Erzieherinnen zurecht. Leise oder laute Ermahnungen, ruhiger zu sein, haben meist nicht den gewünschten Erfolg. Für alle Beteiligten erhöht sich durch den Lärm der Streß ganz erheblich. Wie ist eine Verminderung zu erreichen?

Auf einem Fortbildungskurs erzählt eine Erzieherin, wie sie mit diesem Problem umgegangen ist. Ihr Bericht findet sich im unten stehenden Kasten:

Wie Kinder selbst verhindern, daß es zu laut wird

„In meiner Gruppe kamen einzelne Kinder immer wieder zu mir und klagten über den Lärm im Raum. Ich habe es zuerst auch so versucht, daß ich durch Ermahnungen Ruhe schaffen wollte. Das hat eigentlich kaum etwas genützt. Für einen Moment war es zwar leiser, dann ging es jedoch mit der vorherigen Lautstärke weiter. Und ich kam mir ziemlich blöd als der Erfüllungsgehilfe der Kinder vor.

Wir haben nun zum Glück viele Kinder in der Gruppe, die sich sprachlich sehr gut ausdrücken können. Wir haben mit ihnen darüber gesprochen, zuerst in kleinem Kreis, wie wir mit dem Lärm und dem Wunsch von einigen Kindern nach mehr Ruhe umgehen sollten. Nach längerem Hinundher sagte schließlich ein eher stilles fünfeinhalb Jahre altes Mädchen:
‚Wir könnten doch eine Triangel aufhängen, und jedes Kind, dem es zu laut ist, schlägt dagegen: Dann wissen alle, daß sie leiser sein sollen.‘
Den anderen Kindern gefiel das. Im Stuhlkreis mit allen Kindern wurde dieser Vorschlag des Mädchens erklärt. Er fand Zustimmung, und nach einigen Anlaufschwierigkeiten und weiteren Diskussionen haben sich eigentlich alle daran gehalten. Und es funktioniert tatsächlich, ich glaube, deshalb, weil die Idee dazu von den Kindern selbst kam.
Ich war unheimlich entlastet, weil die Kinder das nun unter sich regeln konnten.“

6. Regeln und Rituale

Regeln und Rituale erleichtern das Zusammenleben, da durch sie Verfahrensweisen vorgegeben sind, die nicht bei jeder Situation erst neu bestimmt oder ausgehandelt werden müssen. Da sich ja das Verhalten der Kinder in der Gruppe im Verlauf des Kindergartenjahres verändert, ist jedoch ihre Zweckmäßigkeit immer wieder zu hinterfragen. Die Regeln sollten mit den Kindern besprochen und entwickelt werden, denn so können die Kinder sie sich besser zu eigen machen und selbst darauf achten sowie ihre Spielkameraden darauf hinweisen.

7. Die Gestaltung von Übergängen

Übergänge von einer Tagesphase in die andere sind sehr anfällig für Störungen und Unruhigwerden der Kinder. Mit einer durchdachten Gestaltung dieser Übergänge lassen sich unnötige Konflikte vermeiden oder verringern.

Wie die Phase des Aufräumens eingeleitet wird, ist schon in der Fallschilderung von Andreas in Kapitel 1 geschildert worden. In ihr werden die Kinder gemeinsam vom Spiel weggeführt, es findet ein Innehalten statt und schließlich eine Verteilung der Aufräumarbeiten, bei denen jedes Kind etwas zu tun bekommt.

Problematisch und sehr konfliktträchtig ist es, wenn Kinder in solchen Übergangsphasen nichts zu tun haben. Wenn sie untätig am Tisch sitzen und warten sollen, bis die anderen fertig sind, sind viele damit überfordert. Und wenn sie stattdessen anfangen herumzutoben, wird es äußerst anstrengend für die Erzieherin, das zu unterbinden.

8. Warten auf das Mittagessen

In Ganztagseinrichtungen beobachte ich immer wieder, daß in der Zeit vor dem Mittagessen den Kindern übermäßig viel Disziplin abverlangt wird: Die Kinder sitzen am Tisch und warten darauf, daß der Wagen mit dem Essen hereingeschoben wird. Ist er schließlich da, geht die Erzieherin daran, jedem Kind etwas auf seinen Teller zu tun, meist verbunden mit der Frage, wieviel es wovon gerne haben möchte. Meist wird die Mahlzeit nur in wenigen sehr großen Schüsseln hereingebracht, die dann von Tisch zu Tisch wandern müssen. Dadurch zieht sich die Verteilung des Essens lange hin. Haben alle Kinder schließlich etwas auf dem Teller, verlangen die Erzieherinnen, daß soviel Ruhe einkehrt, daß das Tischgebet gemeinsam gesprochen werden kann. Danach dürfen die Kinder zugreifen.

Durch folgende Maßnahmen ließe sich dieser Vorgang anders gestalten, wie ich es auch in anderen Gruppen beobachtet habe:

- Nach Absprache mit der Küche wird das Essen auf mehrere kleinere Schüsseln verteilt.
- Die Kinder sitzen zu viert oder fünft an Tischen für sich und erhalten pro Tisch genug Schüsseln, daß sie sich selbständig alle Speisen nehmen können. Sie müssen dabei lernen, sich nicht zuviel aufzuladen, beim wiederholten Nehmen sich mit den anderen abzusprechen, wieviel sie nun noch nehmen können, damit die anderen auch noch etwas erhalten.

- Das gemeinsame Tischgebet könnte gesprochen werden, bevor die Schüsseln auf den Tisch kommen. Bei diesem Ablauf können die Kinder dann beginnen zu essen, wenn alle an ihrem Tisch versorgt sind.
- Pro Tisch werden ein bis zwei Kinder zum Tischdienst eingeteilt, die die Schüsseln holen und später wegtragen. Die Erzieherinnen ersparen sich damit die Lauferei und die lange gebückte Haltung.

Gerade unruhige Kinder werden die Gelegenheit zur Bewegung, zum Herumgehen, gerne nutzen, wenn sie zum Tischdienst eingeteilt sind. Und bei dieser Aufgabe dürfen sie es ja.

9. Mehr Sinneserfahrung

Im Medienzeitalter werden die visuellen und akustischen Sinne überbeansprucht, während die anderen, besonders die Körpersinne, zu wenig Anregung erhalten. Für diesen Bereich gibt es in sehr guten Büchern zahlreiche Anregungen, auf die hier pauschal, aber mit großem Nachdruck hingewiesen werden soll.

10. Mehr Naturerfahrung

Kindern selbstbestimmt oder unter Anleitung Naturerfahrungen zu ermöglichen, hat für die Förderung unruhiger und hyperaktiver Kinder eine ganz besondere Bedeutung (siehe Kapitel 10).

Das wird in jüngster Zeit besonders durch die Erfahrung in Waldkindergärten betont. Einige von ihnen verzichten ja auf jegliche Behausung und gestalten die pädagogische Arbeit nur in der freien Natur, mit beeindruckenden Ergebnissen, wie sie in den angeführten Schriften und auf dem Videoband nachzuvollziehen sind.

11. Stille-Übungen

Auch hyperaktive Kinder können an Stille-Übungen teilnehmen, wenn sie dabei die notwendige Hinführung und Unterstützung erleben. Und es darf nicht zu lange dauern! Man/frau muß zwar damit rechnen, daß sie während der Übung körperlich unruhig, d. h. zappelig sind. Wenn die Erzieherin und die anderen Kinder das aber wissen, können sie es auch tolerieren. Für die Gestaltung solcher Übungen sei auf die reichhaltige Literatur verwiesen.

12. Chancen und Gefahren der Gruppenöffnung

Seit einiger Zeit wird die Öffnung der Gruppen in der Praxis diskutiert und zum Teil in die Tat umgesetzt.

Die Chancen dieser Veränderung liegen darin, daß die Räumlichkeiten besser genutzt werden, daß den Kindern ein breiteres Betätigungsfeld eröffnet und die Zusammenballung von Kindern in einzelnen Räumen vermieden wird. Wenn das im Rahmen eines durchdachten und immer wieder reflektierten Konzepts geschieht, können die Kinder sehr positive Erfahrungen dabei machen. Wichtig ist dabei die Zuordnung der Kinder zu einzelnen Untergruppen und die eindeutige Zuständigkeit der einzelnen Erzieherinnen für die ihnen zugeteilten Kinder, deren Entwicklung sie beobachten und über deren Verhalten sie sich mit den Kolleginnen austauschen.

Die Gefahren liegen darin, daß die Gruppenöffnung ohne den intensiven Austausch der Erzieherinnen praktiziert oder in zu großen Einrichtungen eingeführt wird. Hier fühlen die Kinder sich dann auch verloren und orientierungslos, gerade die jüngeren. Die Kinder wissen nicht, wo sie hingehören, und erleben die Zuwendung der einzelnen Erzieherinnen eher zufällig und abhängig von der jeweiligen Situation. Diese Art Praxis der Gruppenöffnung ist Gift für unruhige und hyperaktive Kinder!

Literatur zur Vertiefung und weiteren Anregung

zu 9. Mehr Sinneserfahrung

Herzig, W. (Hrsg.) (1995), Erlebnisraum für die Sinne. Spielobjekte zur sinnlichen Wahrnehmung. Wuppertal. Bestelladresse: Wolfgang Herzig, Fuchsküppelweg 6, 34128 Kassel, Tel u. Fax: 0561 / 632 93

Zimmer, R. (1995), Handbuch der Sinneswahrnehmung. Grundlagen einer ganzheitlichen Erziehung. 3. Aufl. Freiburg

zu 10. Mehr Naturerfahrung

Blessing, K. (Hrsg.), Langer, S. und Fladt, T. (1997), Natur erleben mit Kindern. Stuttgart

Kleinen, K. und Valentic, H. (1991), Natur und Umwelt im Kindergarten. Köln

Lutz, E. und Netscher, M. (1996), Handbuch ökologischer Kindergarten. Kindliche Erfahrungsräume neu gestalten. Freiburg

Video-Band: „Spielzeug zerbricht – Erlebnisse sind unsterblich." – Waldkindergärten in Deutschland. AV 1 TV und VIDEO-PRODUKTION, Pfalzstr. 10, 34260 Kaufungen

zu 11. Stille-Übungen

Eberlein, G. (1996), Autogenes Training mit Kindern. 5.Aufl. Düsseldorf

Friebel, V., Erkert, A. und Friedrich, S. (1994), Kreative Entspannung im Kindergarten. 2. Aufl. Freiburg

Maschwitz, G. und R. (1995), Stille-Übungen mit Kindern. 5. Aufl. München

zu 12. Gruppenöffnung

Kühne, T. und Regel, G. (Hrsg.) (1996), Erlebnisorientiertes Lernen im offenen Kindergarten: Projekte und Arbeitsansätze aus der Praxis für die Praxis. Hamburg

15 Förderung der Bewegung

Viele Kinder erhalten heute zu wenig Möglichkeiten zur Bewegung. Bewegung ist jedoch zur Förderung der Entwicklung aller Fähigkeiten ein unverzichtbarer Bestandteil. Wenn dem großen Bewegungsbedürfnis der Kinder genug Raum gegeben wird, entsteht nicht nur ein Nutzen für das einzelne Kind und seine Entwicklung, sondern auch für das Zusammenleben in der Gruppe: Die Kinder werden nicht so oft ermahnt, ruhiger zu sein, nicht zu toben etc., und die Erzieherin muß nicht so viel Stimmkraft aufwenden, um das zu erreichen.

Für den Bewegungsdrang der Kinder können besondere Turnstunden sowie Spiele im Garten eingerichtet werden, aber auch während der Freispielzeit läßt sich aus den Ideen der Kinder ein Bewegungsspiel entwickeln, wie es im unten stehenden Kasten geschildert wird.

Bewegung im Gruppenraum

Philipp, fünfeinhalb Jahre alt, ist ein unruhiger Junge, der seine Bewegungsbedürfnisse nicht aufschieben kann, bis es in den Garten geht. Er springt schon vorher vom Gruppenraum in den Nebenraum, von dort in den Flur und wieder zurück. Vom Gruppenraum aus geht es auch in den Flur, der sich von dort aus als langer schmaler Gang bis zur Eingangstür erstreckt. Auf beiden Seiten des Flures ist die Garderobe mit Sitzbänken angebracht. Am Eingang zum Gruppenraum sitzt eher zufällig ein anderer Junge. Als Philipp wieder durch Gruppenraum und den Flur rast, streckt der Junge auf der Bank das Bein aus. Philipp entdeckt das als Spiel für sich: Er fordert den Jungen auf, weiterhin das Bein ausgestreckt zu halten, und er springt nun darüber. Zwei andere Kinder schließen sich diesem Spiel an. Die Kinder sprechen sich ab, wer

wann zum Darüberspringen drankommt. Dabei gibt es auch Konflikte: Philipp besteht darauf, daß er jetzt drankommt, der andere Junge sagt nein, Philipp gibt schließlich nach.
An dem Spiel beteiligen sich nun noch zwei bis drei weitere Kinder, die auf die Idee kommen, nicht mehr über das ausgestreckte Bein zu springen, sondern über die auf dem Boden liegenden Körper der Kinder. Sie legen sich zu zweit, dann zu dritt nebeneinander auf den Boden am Eingang zum Gruppenraum, und nun springen die anderen darüber. Ein Kind springt zu kurz, landet auf dem dritten Kind, das sich dadurch erheblich wehtut und weint. Die Erzieherin, die dem Spiel bislang mehr von Ferne zugeschaut hatte und die Kinder gewähren ließ, kommt hinzu, tröstet das weinende Kind und bespricht mit den anderen, wie sie es machen können, um solche Verletzungen zu vermeiden. Die Kinder entwickeln daraufhin Ideen, daß sie erst mit wenigen Körpern auf dem Boden anfangen wollen. Dabei wollen sie darauf achten, wie gut einzelne Kinder das schaffen. Für die besonders guten Springer können sich dann noch mehr Kinder auf den Boden legen.
Die Kinder verfahren nach dieser Spielregel. Die auf dem Boden Liegenden werden von den Springenden abgelöst, so daß jene auch zum Springen kommen. Die Erzieherin sitzt dabei und achtet darauf, daß die Kinder die selbstentwickelte Regel einhalten.
Im Verlauf des Spiels läßt es sich aber doch nicht vermeiden, das noch zweimal auf dem Boden liegende Kinder getroffen werden und sich dabei auch wehtun. Die Erzieherin mahnt die Regeln an, auf die die Kinder dann auch wieder genauer achten.
Philipp ist bei dem Spiel ganz in seinem Element, legt sich zwischendurch auch selbst auf den Boden. Als das Spiel zu zerfallen droht, schafft er es, noch einige neue Mitspieler zu gewinnen.
Dieses Springspiel dauert ingesamt 40 Minuten, bis die Erzieherin das Signal zum Aufräumen gibt.

Die heutigen Lebensbedingungen verlangen mehr Möglichkeiten der Bewegungsförderung (siehe Kapitel 6). Die wöchentliche Turnstunde, die in vielen Kindergärten üblich ist, reicht bei weitem nicht aus! Während der Freispielzeit könnten Erzieherinnen auch mit einer Kleingruppe von Kindern gezielte Bewegungsspiele im Flur oder im Garten machen.

Anregungen aus der Psychomotorik könnten sich in der Gestaltung einer Bewegungsbaustelle wiederfinden. So etwas läßt sich auch in den normalen Alltag einbauen: Die Erzieherin könnte mit den ersten Kindern, die morgens kommen, anfangen, einen Hindernissparcours im Flur aufzubauen. Die Kinder, die danach eintreffen, müssen diese Hindernisse erst überwinden (darunterkriechen, daraufklettern, herunterspringen), bevor sie sich am Weiterbau beteiligen dürfen. Und später, wenn die Arbeit an diesem Parcours beendet ist, müssen die Kinder, die vom Gruppenraum zur Toilette gehen, wiederum diese Hindernisse bewältigen.

Von Motopäden sind besonders wichtige Elemente der Bewegungsförderung für hyperaktive Kinder zusammengetragen worden, wie sie im unten stehenden Kasten zu finden sind (1).

Psychomotorische Übungen für hyperaktive Kinder

Das ungesteuerte Bewegungsverhalten hyperaktiver Kinder läßt sich durch psychomotorische Übungen beeinflußen. Die Übungszeit sollte Raum für freie Aktivität lassen, aber auch gezielte Aktionen beinhalten. Wartezeiten, in denen die Kinder nichts tun können, sollten möglichst vermieden werden. Bei der Durchführung der Übungen ist es wichtig, nur wenige Materialien im Raum zu haben, so daß die Kinder nicht zusätzlich abgelenkt werden.

Das psychomotorische Übungsprogramm besteht aus sechs Phasen.

Phase 1: Vestibulär-motorische Aktivitäten in der Gewährungsphase
Den Kindern sollte erst einmal das Ausleben ihres Bewegungsbedürfnisses gewährt werden. Durch Bereitstellung von entsprechenden Geräten wird der Gleichgewichtssinn angeregt. Die Kinder rutschen, klettern, springen, kugeln sich auf Matten etc. Mit Trampolin und Rollbrettern werden zusätzliche Anreize geschaffen, interessante Bewegungserfahrungen zu machen. Durch all diese Aktivitäten führen die Kinder Bewegungen aus, mit denen sie sich in der Waagerechten, in der Senkrechten und im Kreis bewegen. Aus dem anfangs wilden und ungesteuerten Rumtoben entwickeln die Kinder von sich aus Spielhandlungen und festgelegte Abläufe.

Phase 2: Entwicklung von Bremskräften und Bewegungssteuerung
Durch entsprechende Anweisungen und durch die Struktur der Übungen werden die Kinder nun dazu angehalten, ihren Bewegungsablauf gezielter zu steuern. Das geschieht einmal durch Abbremsübungen: Die als wilde Pferde herumgaloppierenden Kinder müssen auf ein Signal hin, z. B. das Aufhören der zuvor laufenden Musik, langsam durch die „Stalltür" gehen, hinter der sie dann ihr „Futter" erhalten. Oder nach schneller Fahrt auf dem Rollbrett muß nun eine kurvenreiche Strecke, die durch Schnüre auf dem Boden markiert ist, durchfahren werden.

Phase 3: Konzentrationsverbesserung mit geschlossenen Augen
Die Ablenkbarkeit hyperaktiver Kinder beruht unter anderem darauf, daß ständig etwas in ihren Blick fällt, was sie interessiert und sie von ihrer begonnenen Aufgabe wegführt. Wenn der Kanal der visuellen Wahrnehmung verstopft wird, indem dem Kind die Augen verbunden werden, ist es nun auf Gehör, Tast- und Körpersinne angewiesen, um sich zu orientieren. Diese ungewohnte Situation erfordert eine besondere Konzentration. Eine Vielzahl unterschiedlicher Übungen kann hier eingesetzt werden:
– Die Kinder müssen durch Ertasten einen Gegenstand identifizieren.
– Sie müssen einen kurzen Gang über Hindernisse zuerst mit offenen, dann mit verbundenen Augen bewältigen.
– Durch das Beklopfen mit einem Schlegel entsteht bei verschiedenen Gegenständen ein unterschiedlicher Klang, den die Kinder diesen Gegenständen zuordnen müssen.

Phase 4: Schulung der visuellen Aufmerksamkeit
Übungen zur visuellen Aufmerksamkeit sollten erst dann eingesetzt werden, wenn die Kinder einige Fortschritte bei Aufgaben zur akustischen Aufmerksamkeit gemacht haben. Vor dem Beginn der Übungen sollten die Kinder erst eine Phase der Ruhe und Entspannung erlebt haben, weil sie sonst zu aufgedreht sind. Bei den ersten Aufgaben sitzen oder stehen die Kinder ruhig auf einem Fleck, wenn ihnen die Aufgabe gestellt wird. Die Übungen können z. B. so gestaltet werden, daß den Kinder Gegenstände, die unter einer Decke verborgen liegen, für nur eine sehr kurze Zeitspanne gezeigt werden. Die Kinder sollen die erkannten Gegenstände auf ein Blatt malen oder pantomimisch

darstellen. Erhöht wird der Schwierigkeitsgrad dadurch, daß die Kinder danach aus ihrer Eigenbewegung heraus die Aufgabe lösen sollen. Sie gehen oder springen nun um die Decke herum, unter der die Gegenstände liegen.

Phase 5: Verminderung der Impulsivität
Die übergroße Impulsivität zeigt sich bei hyperaktiven Kinder so, daß sie ungenau wahrnehmen und zu schnell handeln. Um das zu vermindern, hat man eine einprägsame Formel entwickelt, mit der die Kinder ihre Handlungen besser steuern sollen:

STOP! Die Kinder halten inne und erstarren zu kurzzeitiger Bewegungslosigkeit.

SCHAU! Sie sollen genau hinsehen.

HÖRE! Sie sollen sich darauf konzentrieren, welche Anweisungen ihnen von der Erzieherin gegeben werden.

DENKE! Sie sollen sich die Handlung zurecht legen, mit der sie die Aufgabe bearbeiten wollen.

Man kann mit Kindern einprägsame Signale gestalten, mit denen diese Aufforderungen angezeigt werden, z. B. ein Verkehrsstopschild, ein großes Auge und und großes Ohr, die auf große Pappschilder gemalt und von der Erzieherin zum richtigen Zeitpunkt hoch gehalten werden. Für die Aufforderung DENKE! werden die Kinder selbst sehr unterschiedliche Ideen entwickeln.
Mit diesen Signalen ist die Aufforderung verbunden, das Gesehene und Gehörte in Worte zu fassen und die Anweisung zu wiederholen. Beim Signal DENKE! muß das Kind nun die Handlung beschreiben, die es ausführen will.
Um diese Abfolge zu trainieren, werden den Kinder Problemlöseaufgaben gestellt, z. B., wie sie ohne Benützung der Hände einen Ball aus einem offenen Kasten herausholen können. Die Kinder müssen sich nun zuerst Handlungsweisen überlegen, können das auch untereinander besprechen, schildern dann die Lösung ihrer Wahl laut der ganzen Gruppe und versuchen, sie in die Tat umzusetzen. Solche verbalen Selbstinstruktionen bilden eine sehr gute Übung, um Kinder zu geordneterem Denken und Tun hinzuführen.

Phase 6: Sportliches Handeln als Mittel zur Selbstdizipinierung
In dieser Phase können verschiedene sportliche Aktivitäten eingesetzt werden, manche von ihnen im Turnraum, andere an ihren speziellen Plätzen.
Im ersten Fall kann man Geschicklichkeitsübungen und Vorstufen zur Akrobatik einsetzen sowie besondere Geräte nutzen: Pedalo, Trampolin, Rollbretter u. ä.
Im zweiten Fall ist an Voltigieren (Turnübungen auf dem sich bewegenden Pferd), Ins-Wasser-Springen und Schwimmen zu denken.

Diese motopädischen Übungen machen deutlich, daß allein ein Herumtobenlassen hyperaktiven Kindern nicht viel bringt. Es ist zwar auf der einen Seite notwendig, damit sie ganz nach ihren Vorstellungen ihrem Bewegungsbedürfnis nachgehen können, andererseits wiederholen sie dabei aber die bei ihnen etablierten Bewegungsmuster und stellen sich in der Regel keine neuen Aufgaben, an denen sie ihr Können üben könnten. Letzteres muß dann doch durch entsprechende Anleitung der Erzieherin geschehen.

Eine Alternative dazu ist allerdings die Bewegung in freier Natur, bei der den Kindern zwangsläufig ständig neue Bewegungsaufgaben gestellt werden (siehe Kapitel 10).

Literatur zur Vertiefung und weiteren Anregung

zu 10. Bewegung

Kappesz, H. (1995), Kreatives Leben mit Kindern. Der Situationsansatz im Kindergartenalltag. 3. Aufl. Freiburg

Kiphard, E. J. (1993), Das hyperaktive Kind aus psychomotorischer Sicht. In: Passolt, M. (Hrsg.) Hyperaktive Kinder: Psychomotorische Therapie. S. 64–84. München

Miedzinski, K. (1996), Die Bewegungsbaustelle. Kinder bauen ihre Bewegungsanlässe selbst. 7. erw. Aufl. Dortmund

Regel, G. und Wieland, A. (Hrsg.) (1984), Psychomotorik im Kindergarten I. Hamburg

Regel, G. (1991), Psychomotorik im Kindergarten II. Hamburg

Zimmer, R. (1995), Schafft die Stühle ab! Bewegungsspiele für Kinder. Freiburg

Zimmer, R. (1996), Handbuch der Bewegungserziehung. Didaktisch-methodische Grundlagen und Ideen für die Praxis. 6. Aufl. Freiburg
Video-Film von **Claudia Hentschel,** „Wer sich nicht bewegt, bleibt sitzen." Material für die sozialpädagogische Praxis 24. Deutscher Verein für öffentliche und private Fürsorge, Am Stockborn 1–3, 60439 Frankfurt/M, Tel. 069 / 958 07 01
Video-Film „Mehr Bewegung in Kindergärten". Sport und Bewegungskindergärten in Deutschland. AV 1 TV und VIDEO-PRODUKTION, Pfalzstr. 10, 34260 Kaufungen, Tel. 05605/432 Fax 05605/70219

16 Förderung der Konzentration

Die Förderung der Konzentration muß von zwei wesentlichen Aspekten ausgehen: der physiologischen Struktur des menschlichen Organismus und der Motivation der Person.

Beide Aspekte müssen von der Erzieherin berücksichtigt werden, wenn sie Kindern zielgenaue und erfolgreiche, d. h. konzentriert ausgeführte Handlungen ermöglichen will.

1. Die physiologische Struktur des menschlichen Organismus

Wenn wir an Konzentrationsmangel denken, stellen wir uns vielleicht im ersten Moment ein Kind vor, das bei seiner Bastelei furchtbar oft abgelenkt ist oder das sich im Stuhlkreis nicht auf das gemeinsame Spiel einstellen kann. Hören, Sehen und Denken scheinen bei einem solchen Kind nicht auf einen Punkt gerichtet zu sein, so daß die entsprechenden Handlungen immer wieder von anderen Dingen unterbrochen werden. Daß Kinder sich bei solchen Beschäftigungen konzentriert verhalten können, ist nun als Endpunkt einer vorausgegangenen Abfolge von Entwicklungsschritten aufzufassen. Wenn wir uns bemühen wollen, Kinder zu diesem Endpunkt zu führen, dürfen wir mit unseren Bemühungen nicht dort ansetzen und zum unaufmerksamen Kind sagen: „Nun konzentrier dich mal!“, sondern wir müssen uns Vorübungen überlegen, die es dem Kind erleichtern, zu diesem Endpunkt zu gelangen. Und bei der Entwicklung solcher Vorübungen ist die physiologische Struktur des Organismus von entscheidender Bedeutung.

Lernen geschieht durch die Erfahrung von Erfolg und Mißerfolg. Wobei erfahren Kinder vor ihrem Eintritt in den Kindergarten nun Erfolg und Mißerfolg? Stellen wir uns ein etwa einjähriges Kind vor, das dabei ist, laufen zu lernen: Es wird einzelne selbständige freie Schritte machen und dann wieder hinfallen. Es richtet sich auf, beginnt erneut mit der Abfolge einiger Schritte, bis es wieder hingefallen ist. Wir können dabei beobachten, daß die Schritte dann erfolgreich getan werden, wenn das Kind sich ganz darauf konzentriert: Der Blick ist auf den Boden gerichtet, die Arme sind angehoben, alles in dem Kind scheint darauf gerichtet zu sein, die Beine richtig voreinanderzusetzen. Nun merkt das Kind, daß die Mutter zuguckt, es wendet den Blick kurz zu ihr ... und schon liegt es am Boden, weil die Konzentration nicht mehr voll auf das Gehen gerichtet war. Hier wird das Kind für den Moment seiner Unaufmerksamkeit sofort „bestraft". Nur die gesammelte Konzentration auf den Bewegungsablauf des Gehens garantiert den Erfolg. – Ähnliche Erfahrungen machen Kindergartenkinder z. B. beim Balancieren.

Diese Beobachtungen sollen uns zu der Erkenntnis führen, daß Konzentration sich über die Planung und Durchführung von Bewegungsabläufen entwickelt, und zwar zuerst im Bereich der Grobmotorik. Dazu müssen die verschiedenen Körpersinne angeregt und entwickelt werden (siehe oben, Kapitel 9 und 10). Die entscheidende Koordinationsstelle, in der die Wahrnehmungen aus diesen Bereichen sowie aus dem Gesichtssinn und dem Gehör zusammenlaufen, ist das Gleichgewichtsorgan. Und über die Erfahrungen mit dem Gleichgewicht erhält das Kind eben immer eine ganz direkte, unmittelbare Rückmeldung über Erfolg oder Mißerfolg seiner Handlungen. Konzentration wird also nicht dadurch geübt, daß man Kinder dazu anhält, still zu sitzen und aufzupassen.

Konzentration kann außerdem gut dadurch gefördert werden, daß einzelne Kanäle der Sinneswahrnehmung ausgeschaltet werden, z. B. die visuelle Wahrnehmung. Wenn mir die Augen verbunden werden und ich mich nur nach Gehör und Körperwahrnehmung orientieren kann, werde ich dazu gezwungen, alle verbleibenden Sinne auf die Aufgabe zu richten (siehe dazu den Kasten „Psychomotorische Übungen für hyperaktive Kinder" im vorangegangenen Kapitel).

2. Motivation

Der zweite wesentliche Aspekt der Konzentrationsförderung ist die Motivation. Wir können nur dann konzentriertes Verhalten erwarten, wenn die Person auch Interesse an der Aufgabe hat. Leider ist unser Schulsystem so konzipiert, daß das Interesse der Kinder nur eine untergeordnete Rolle spielt. Der Gipfelpunkt pädagogischer Kunst wird darin gesehen, Kinder für das zu interessieren, was wir als Erwachsene für wichtig halten, was aber nicht die Kinder fasziniert. Das führt zwangsläufig zu Schwierigkeiten. Die Arbeit im Kindergarten ist von ihren fortschrittlichen Konzeptionen her zum Glück so angelegt, daß sie das Interesse der Kinder zum Ausgangspunkt ihrer pädagogischen Bemühungen macht. Der Situationsansatz und die Reggio-Pädagogik geben hierfür vielfältige Anregungen. Wovon sind nun die Interessen der Kinder bestimmt? Hier sind vier Quellen ihrer Motivation zu beobachten:

- Kinder sind neugierig, sie wollen Entdeckungen in Bereichen machen, die sie noch nicht kennen. Unbekanntes zu erforschen, bietet einen besonderen Anreiz.
- Kinder möchten an der Arbeit der Erwachsenen teilhaben. Sie wollen all die Haushaltsgeräte, Werkzeuge etc. in die Hand nehmen, mit denen sie die Erwachsenen hantieren sehen. Und Kinder merken sehr schnell, was als bloßes Spielzeug für sie gedacht ist, z. B. die Plastikschaufel, und was mit dem wirklichen Leben zu tun hat, nämlich die richtige Schaufel aus Stahl, versehen mit einem Holzgriff. Wenn Kinder sich da betätigen können, wo sie „den Ernst des Lebens" spüren, sind sie ganz anders motiviert. Genau das ließ sich ja auch bei Mergim (siehe Kapitel 2) feststellen, der so tüchtig bei der Gartenarbeit mitgeholfen hat.
- Kinder wollen ihre Lebensbedingungen selbst (mit-)gestalten. Kindergartenkinder haben schon ein Gespür dafür entwickelt, welche Absichten, Handlungen und Tätigkeiten für ihr Leben Bedeutung und Konsequenzen haben, und welche bloß unverbindliche „Spielereien" sind, die folgenlos bleiben.
- Die Funktionslust des eigenen Körpers und der eigenen Fähigkeiten zu erfahren, ist eines der Motive, die Kinder zum

konzentrierten Spielen bringen. Erforderlich sind dafür vielfältige Anregungen und Betätigungsmöglichkeiten.

3. Umsetzung in die Praxis

Wenn man die Praxis der Kindergartenarbeit unter diesen vier eben aufgeführten Aspekten prüfen will, so wird man zu dem Ergebnis kommen, daß der vierte Aspekt der Motivationsentwicklung dann gut im Kindergarten aufgehoben ist, wenn Kinder dort immer wieder neue Gestaltungsmöglichkeiten vorfinden. Bleibt die übliche Ausstattung des Kindergartens über Jahre hinweg dieselbe, wird das Angebot auch für spielfreudige Kinder mit der Zeit langweilig.

Die drei zuerst genannten Aspekte sind nun nicht so leicht im Kindergarten umzusetzen. Wenn z. B. das Außengelände des Kindergartens neu gestaltet wird, wird in der Regel ein Bauzaun aufgestellt, hinter dem die Arbeiter tätig sind. Die Kinder stehen auf der anderen Seite und drücken ihre Gesichter ins Gitter. Aber mitarbeiten läßt man sie nicht! Die gegenwärtig ablaufenden Einsparungen im Kindergartenbereich lassen aber auch vielleicht neue kreative Möglichkeiten entstehen: Das Außengelände wird in Eigenarbeit durch Eltern und Erzieherinnen neu gestaltet, und diese Arbeit wird so geplant und durchgeführt, daß Kinder mitarbeiten. Der bestellte LKW kippt den Sand nicht direkt in die Sandkiste, sondern nur an den Rand des Geländes. Und nun ist es die Aufgabe der Kinder, in langer Kolonne mit ihren kleinen Schubkarren den Sand zum Sandkasten zu schaffen.

Utopie?

Die Not wird es uns lehren.

Literatur zur Vertiefung und weiteren Anregung

Ayres, A.J. (1992), Bausteine der kindlichen Entwicklung. Die Bedeutung der Integration der Sinne für die Entwicklung. 2. Aufl. Berlin

Blume, M. (1995), Akrobatik mit Kindern und Jugendlichen in Schule und Verein. 2. überarb. Aufl. Aachen

17 Die Zusammenarbeit mit den Eltern

Aus folgenden Gründen hat die Zusammenarbeit mit den Eltern für unser Thema eine besondere Bedeutung:

1. Die pädagogische Arbeit im Kindergarten soll die familiäre Erziehung ergänzen. Um das erfolgreich leisten zu können, müssen die Erzieherinnen die Lebensbedingungen in den Familien und die Situation im Einzugsgebiet ihres Kindergartens analysieren. Diese Erkenntnisse können in die Erstellung einer Konzeption einfließen, nach der die Erzieherinnen den Kindern die Erfahrungsmöglichkeiten und Förderung verschaffen, die diese als Ausgleich für familiäre und sozialökologische Einschränkungen benötigen. Die Analyse dieser Lebensbedingungen kann zum Teil mit den Eltern zusammen geleistet werden. Besonders notwendig wird aber die Unterstützung durch die Eltern, wenn ein solches pädagogisches Konzept im Kindergarten Früchte bringen soll. Denn wenn die Eltern die pädagogischen Ziele des Kindergartens unterstützen, werden sich die Kinder besser entwickeln (Kap. 17.1).
2. Ein Teil der hyperaktiven und unruhigen Kinder benötigt besondere Hilfe innerhalb und eventuell außerhalb des Kindergartens. Ihre Eltern suchen oft Rat in ihrer eigenen Not, die sie mit ihrem hyperaktiven Kind haben. Erzieherinnen können Eltern entsprechende Hilfen empfehlen (Kap. 17.2).
3. Einzelne Kinder werden auch über Gebühr unter hyperaktiven Kindern leiden, so daß die Eltern dieser anderen Kinder Konsequenzen bis hin zum „Rauswurf" des hyperaktiven Kindes verlangen (Kap. 17.3).

Für die Bearbeitung dieser drei Themenkomplexe sollen im folgenden einige Anregungen gegeben werden.

17.1 Die Zusammenarbeit mit den Eltern bei der allgemeinen pädagogischen Arbeit und ihrer Konzeption

Erwartungen von Eltern und Vorstellungen von Erzieherinnen über das, was im Kindergarten geschehen soll, decken sich meistens nur zum Teil. Das dürfte niemanden verwundern, denn die Interessenlage und die Ausgangspositionen sind jeweils sehr unterschiedlich:

Auf der einen Seite erhoffen die Eltern neben einer Förderung ihres Kindes auch eine Entlastung für sich selbst. Sie denken nicht nur daran, daß die Kinder während ihrer Kindergartenzeit glückliche Jahre erleben, sondern sie möchten auch für die weiteren Lebensstationen ihres Kindes schon in dieser Zeit eine gute Grundlage legen. D. h. ihrer Meinung nach oft auch, daß das Kind besonders gut auf die Schule vorbereitet werden soll.

Auf der anderen Seite richten die Erzieherinnen aufgrund ihrer pädagogischen Ausbildung und beruflichen Erfahrung einen anderen Blick auf die kindlichen Bedürfnisse als die Eltern. Für viele von ihnen hat die Entwicklung angemessenen Sozialverhaltens eindeutig Vorrang vor einer Förderung (vor-)schulischer Leistungsfähigkeit (1).

Die Zusammenarbeit zwischen Eltern und Erzieherinnen wird nicht recht in Gang kommen, wenn letztere sich vor den Vorstellungen der ersteren verschließen. Bei den Eltern stehen ja ganz existentielle Bedürfnisse hinter den Wünschen an den Kindergarten: Alle Eltern wissen, daß eine gute Schulbildung eine sehr wichtige Voraussetzung für die Berufsausbildung ist und daß sich bei besserer Berufsausbildung nicht nur die Verdienstchancen erhöhen, sondern auch die Gefahr späterer Arbeitslosigkeit verringert. Wenn Erzieherinnen diese Motive von Eltern ernst nehmen, müssen sie damit ja nicht ihre eigenen Vorstellungen über Bord werfen. Im Gegenteil! Es könnte ja auf Elternabenden sowie bei Gesprächen zwischen Elternbeirat, Träger und Erzieherinnen eine fruchtbare Auseinandersetzung darüber entstehen, welche Bedürfnisse Kinder im Alter zwischen drei und sechs Jahren haben und wie sie am besten in Kindergarten und Familie befriedigt werden können. Erzieherinnen können dabei tieferen Einblick in die Vorstellungswelt der Eltern gewinnen und deren Sorgen besser verstehen. Und Eltern können lernen, welche Entwicklungsfortschritte Kinder im Freispiel machen und in welcher Weise angemessenes Sozialverhalten eine Grundvoraussetzung für eine gute kognitive Leistungsfähigkeit ist.

Zur Bewältigung solcher Klärungsprozesse sollten Erzieherinnen auch die Hilfe von Fachberatung, Erziehungsberatungsstellen oder Familienbildungsstätten in Anspruch nehmen.

Das positive Ergebnis könnte für die Erzieherinnen darin bestehen, daß Eltern:

- die Bedeutung von Bewegung und Naturerfahrung in anderem Licht sehen;
- die Aktivitäten des Kindergartens bei Ausflügen oder regelmäßigen Schwimmbadbesuchen durch eigene Mithilfe unterstützen;
- den Wert der Kindergartenarbeit höher und deren Chancen realistischer einschätzen und
- ihre eigene Verantwortung zur Entwicklung ihrer Kinder bewußter wahrnehmen.

Darüberhinaus können selbstverständlich auf Elternabenden noch Themen besprochen werden, durch deren Bearbeitung Eltern (und Erzieherinnen) Hilfe und Entlastung erfahren können. Im Zusammenhang mit unserem Thema ist besonders der „Ratgeber gegen Elternstreß“, herausgegeben von der Bundesarbeitsgemeinschaft der Kinderschutzzentren e.V. in Köln, zu empfehlen (siehe Literaturhinweis am Ende dieses Kapitels).

17.2 Der Umgang mit den Eltern einzelner hyperaktiver und unruhiger Kinder

Im Umgang mit den Eltern hyperaktiver Kinder ergeben sich, grob eingeteilt, zwei verschiedene Konstellationen:

- Die Eltern leiden selbst unter der Unruhe ihres Kindes.
- Die Eltern sehen das Verhalten ihres Kindes als (relativ) unproblematisch an. Das kann u. a. damit zusammenhängen, daß die Hyperaktivität oder Unruhe des Kindes besonders in der Kindergruppe zum Vorschein kommt, in der Einzelsituation zuhause jedoch kaum.

In beiden Fällen sollte die Vorgehensweise der Erzieherin davon geprägt sein, daß sie Positives im hyperaktiven Kind sucht und das den Eltern gegenüber auch äußert oder durchscheinen läßt und daß sie sich bemüht, zu den Eltern ein vertrauensvolles Verhältnis zu entwickeln.

Im weiteren Verfahren sind jeweils unterschiedliche Aspekte von Bedeutung:

- **zu 1.:** „Die Eltern leiden selbst unter der Unruhe ihres Kindes" und
  - sagen es gleich.

  In diesem Fall ist der Weg für eine gute Zusammenarbeit zwischen Eltern und Erzieherin geöffnet;
  - verschweigen es.

  Manche Kinder beginnen die Eingewöhnungsphase in den Kindergarten damit, daß sie überall im Gruppenraum herumrasen, viele Spielsachen herausreißen, aber nicht mit ihnen spielen, und dann natürlich auch nicht aufräumen. Ob das Ausdruck einer Hyperaktivität, einer anderen Störung oder einer etwas schwierigen Eingewöhnung ist, werden erst die pädagogischen Bemühungen der Erzieherinnen zeigen. Wenn sich herausstellt, daß Hyperaktivität die Ursache sein könnte, und wenn dann noch deutlich wird, daß das Kind zuhause ähnlich ist, dann wird zuerst einmal Ärger in der Erzieherin darüber entstehen, daß die Eltern beim Aufnahmegespräch nichts davon gesagt haben. Das ist in der Tat ärger-

lich! Sie finden jedoch besser Zugang zu diesen Eltern, wenn Sie versuchen, sich deren Situation vorzustellen: Die Unruhe des Kindes ist für sie selbst eine große Belastung. Sie werden im Umgang mit ihrem Kind alle Register pädagogischen Bemühens gezogen haben: Ignorieren, Einsperren, Schlagen, mit Liebesentzug drohen etc. Nichts hat bisher geholfen, und die Eltern fühlen sich als Versager gegenüber ihrem Kind. Mit dem Eintritt in den Kindergarten entstehen nun Hoffnungen und vielleicht übersteigerte Erwartungen, daß der Aufenthalt in der Kindergruppe und die pädagogische Erfahrung der Erzieherinnen nun das Kind „auf den rechten Weg" bringen könnte. Sie wollen erst einmal abwarten, wie es sich im Kindergarten entwickelt. Vielleicht geschieht ja doch ein Wunder!
Begegnen Sie solchen Eltern mit Nachsicht und Barmherzigkeit! Und wenn Sie selbst dazu die Kraft in sich nicht spüren, holen Sie sich Unterstützung bei Ihrer Fachberatung oder einer Erziehungsberatungsstelle.
Und wenn Sie sich selbst am Ende ihres Lateins fühlen, seien Sie ehrlich gegenüber sich selbst und den Eltern. Wenn die Eltern bei ihrer Anteilnahme spüren, daß auch Sie überfordert sind, ebnen Sie ihnen eher den Weg dahin, professionelle Hilfe von Ärzten und Psychologen in Anspruch zu nehmen.
Halten Sie sich auch offen dafür, von den Eltern zu lernen. Diese haben vielleicht eine praktikable Strategie entwickelt, wie sie zuhause das Zusammenleben mit ihrem hyperaktiven Kind gestalten. Eventuell läßt sich das eine oder andere davon auf die Arbeit im Kindergarten übertragen.

- **zu 2.:** „Die Eltern sehen kein Problem."
Wenn Eltern Ihre Problemschilderungen nicht ernst nehmen, muß das nicht Ausdruck von Mißachtung der Erzieherin sein. Es fällt Eltern schwer, sich Verhaltensweisen ihres Kindes vorzustellen, die sie selbst bei ihm noch nie erlebt haben. Legen Sie sich für diesen Fall folgende Strategie zurecht:
  - Bereiten Sie sich gut auf ein solches Gespräch mit den Eltern vor, indem Sie Situationen auswählen, die Sie sehr detailgenau schildern können.
  - Führen Sie das Gespräch zusammen mit Ihrer Kollegin aus

der gleichen Gruppe oder mit Ihrer Leiterin, die das Kind selbst auch so erlebt hat.

- Glauben Sie den Schilderungen der Eltern (erst einmal), die diese über das Verhalten des Kindes zuhause geben.
- Wenn Sie mit den Eltern nicht auf einen Nenner kommen, bringen Sie das Gespräch trotzdem zu einem versöhnlichen Abschluß. Verabreden Sie in diesem Fall mit ihnen ein weiteres Gespräch in einigen Wochen. In der Zwischenzeit sollen beide Seiten das Kind genauer beobachten.
- Vor dem zweiten Gespräch werden sich die Eltern wahrscheinlich mit Ihren Schilderungen auseinandergesetzt haben und sind nun offener für Ihre „Problemanzeige".

• **zu 3.:** „... und wenn Sie selbst nicht mehr können?"
Die bisherigen Überlegungen gingen davon aus, daß Sie und Ihre Kollegin genug Kraft haben, das Kind weiterhin in der Gruppe zu betreuen, bis die Eltern einsichtig geworden sind und eine wirksame Hilfe beginnt. Davon ist nicht in jedem Falle auszugehen, wie das Beispiel von Andreas aus Kapitel 2 zeigte. Gehen Sie aber auch in solch einem Fall durchdacht zu Werke: Beraten Sie sich mit Ihren Kolleginnen und Ihrer Leiterin, ziehen Sie Ihre Fachberatung zu Rate oder suchen Sie außerhalb des Kindergartens entsprechende Hilfen, mit der Sie Ihre eigene Haltung gegenüber dem Kind und seinen Eltern überprüfen. Falls den Eltern der Kindergartenplatz gekündigt werden soll, besprechen Sie das Vorgehen mit Ihrem Träger und holen sich gegebenenfalls Rat beim Jugendamt (siehe Kapitel 20).

17.3 Die Eltern der anderen Kinder

Hyperaktive Kinder können in ihrer Impulsivität auch sehr aggressiv sein. Dadurch kann es zu schlimmen Vorfällen kommen, in denen andere Kinder Schaden erleiden: Tränen, blaue Flekken, Ängste. Und jüngere Kinder reagieren darauf natürlich sensibler als ältere.

Die Eltern der Kinder, die unter solchen Aggressionen leiden, werden sich sehr bald an die Erzieherin wenden und sich darüber beklagen. Das sind für die Erzieherinnen sehr unangenehme Erlebnisse, denn die Klage bezieht sich ja nicht nur auf das aggressive Kind, sondern auch – häufig unausgesprochen – auf die vermutete Unfähigkeit der Erzieherin, die solche Zwischenfälle offensichtlich nicht verhindern kann. Sie wird mit ihrer eigenen Hilflosigkeit, die sie solchen Vorgängen gegenüber spüren mag, konfrontiert. Entweder sieht sie sich dadurch in ihrer Haltung bestärkt, daß das schwierige Kind in ihrer Gruppe nicht mehr tragbar sei, oder sie empfindet es als Störung ihrer pädagogischen Bemühungen, das hyperaktive Kind doch noch in die Gruppe zu intergrieren. Wenn ersteres zutrifft, sollten Sie jedoch die Meinung dieser Eltern erst einmal beiseite schieben und für sich selbst, am besten mit Hilfe von Fachleuten, prüfen, ob das Kind wirklich nicht mehr tragbar ist. Und wenn es dann schließlich zu einer Herausnahme des Kindes kommt, sollten die anderen Eltern nicht den Eindruck erhalten, daß sie sich mit ihrem Protest durchgesetzt hätten.

Wenn Sie jedoch das hyperaktive Kind im Kindergarten behalten möchten, weil Sie die Not dieses Kindes und seiner Eltern sehen, weil vielleicht Alternativen nicht zur Verfügung stehen und weil Sie es als besondere pädagogische Herausforderung für Ihr eigenes Können ansehen, dann empfiehlt sich folgende Vorgehensweise:

1. Entwickeln Sie und zeigen Sie Verständnis für die Sorgen der anderen Eltern. Versuchen Sie, sich das Geschehen aus deren Sichtweise klarzumachen: Die Eltern sind erschrocken darüber, daß ihr Kind Verletzungen durch ein anderes Kind erlitten hat

und nun vielleicht ängstlich in den Kindergarten kommt. Nicht alle Eltern sind der Meinung, daß Schrammen und blaue Flekken zum Großwerden der Kinder dazugehören. Manche wachen über ihr Kind in ängstlicher Sorge und behüten es wie ihren Augapfel. Sie sind der Meinung, daß ihrem Kind etwas sehr Schlimmes widerfahren ist.

Versuchen Sie nicht, diese Vorfälle herunterzuspielen, sonst geraten Sie in ein Streitgespräch darüber, was für Kinder schlimm ist und was nicht. Geben Sie stattdessen zu verstehen, daß Sie deren Schreck über den Vorfall nachempfinden können.

Erklären Sie im weiterem, daß auch Sie diesen Vorfall als Problem ansehen und welche Schritte Sie tun, um das Problem zu vermindern. Das kann je nach Konstellation der Problematik sehr unterschiedlich sein: Strukturierung der Gruppenarbeit so, daß solche Zwischenfälle möglichst selten auftreten können, Gespräche mit den Eltern des schwierigen Kindes, Zuhilfenahme von Fachleuten außerhalb des Kindergartens. Sie werden dabei auch Ihre Schweigepflicht beachten, daß Sie den anderern Eltern keine Details aus der Familie des schwierigen Kindes erzählen.

2. Suchen Sie möglichst frühzeitig das Gespräch mit den Eltern des schwierigen Kindes. Wenn sich schon in der Eingewöhnungszeit oder sonst im Verlauf der ersten Monate Schwierigkeiten abzeichnen, dann laden Sie die Eltern zu einem „Routinegespräch über die bisherige Entwicklung ihres Kindes im Kindergarten“ ein. Sie machen damit deutlich, daß Sie Gespräche mit Eltern deswegen führen, damit beide Seiten sich über die Entwicklung des Kindes austauschen können. Sie verhindern damit, daß Eltern den Eindruck gewinnen, Gespräche fänden dann statt, wenn es Probleme gibt.

3. Wenn sich die Situation durch die Vorfälle und die Klagen anderer Eltern zuspitzt, sollten Sie unbedingt mit den Eltern des auffälligen Kindes sprechen, so daß diese erfahren, daß es Probleme gibt und was bei den Vorfällen genau passiert ist. Die Eltern sollen sich aber nicht an den Pranger gestellt fühlen. Stattdessen müßte es im Gespräch zu dem gemeinsamen Bemühen kommen, darüber nachzudenken, wodurch das Kind so un-

glücklich ist, daß es so auffällig reagiert, oder welche situativen Merkmale zusammenkommen, damit das Kind sich nicht mehr angemessen steuern kann.

Gut wäre es natürlich, wenn Sie mit den Eltern gemeinsame Bemühungen verabreden können, mit denen man eine Besserung erreichen kann: die Eltern zuhause und Sie in der Kindergruppe. Sprechen Sie dann mit den Eltern auch darüber, in welcher Weise Sie die anderen Eltern informieren dürfen. In der Regel muß man da keine Details mitteilen, es beruhigt die anderen Eltern aber oft schon, wenn Sie sagen können, daß Sie mit den Eltern des schwierigen Kindes gesprochen haben und weiterhin sprechen werden, und daß Sie gemeinsame Bemühungen verabredet haben.

4. Informieren Sie den Elternbeirat. In schwierigen Situationen könnte der Elternbeirat ja eine Vermittlerrolle übernehmen, in der er zum einen die Klagen der anderen Eltern aufnimmt und mit den Erzieherinnen darüber spricht, zum anderen aber auch die Haltung der Erzieherinnen und die von ihnen getroffenen Maßnahmen gegenüber den Eltern unterstützt.

5. Wenn Eltern und Elternbeirat einen Elternabend zu dem Thema verlangen, dann ist sorgsam abzuwägen, ob Sie sich darauf einlassen sollten. Prüfen Sie auf jeden Fall, ob Sie sich dazu nicht Hilfe des Trägers oder ihrer Fachberatung oder sonst eines professionellen Helfers holen. Mit dem Träger und dem Elternbeirat könnten Sie abwägen, ob die Durchführung solch eines Elternabends sinnvoll ist und wenn ja, wie er gestaltet werden soll.

Wenn Sie solch einen Elternabend durchführen wollen, dann holen Sie sich eine Fachfrau oder Fachmann dazu, die/der etwas zu Problematik zu der Hyperaktivität und Aggressivität sagen kann und/oder den Elternabend moderiert. Dadurch verhindern Sie, daß Sie aus ein und derselben Position heraus die Gesprächsleitung für den Elternabend übernehmen, zu der Problematik fachlich Stellung beziehen und noch ihr eigenes pädagogisches Vorgehen erklären oder rechtfertigen müssen.

Die Eltern des schwierigen Kindes sollten möglichst nicht dabei sein. Denn es ist schwer vorauszusagen, ob es nicht zu heftigen Konfrontationen, Vorwürfen oder gar Schimpfworten kommt, mit denen Öl ins Feuer gegossen wird. – Das Beispiel im folgenden Kasten zeigt, wie ich selbst in solch einem Fall vorgegangen bin.

6. Wenn sich die Wogen nach solchen Vorfällen etwas geglättet haben, kann es sinnvoll sein, einen Elternabend zum Thema „Wenn mein Kind in Bedrängnis gerät …" durchzuführen. Auf ihm können die Sorgen von Eltern aufgegriffen werden, wie schlimm es für das eigene Kind ist, wenn es Schläge von anderen Kindern erhält. Jedes Problem hat zwei Seiten: Auf der einen das hyperaktive und aggressive Kind, das andere Kinder stört, ärgert und verletzt, und auf der anderen Seite die Kinder, die darunter leiden. Bei der Verminderung eines solchen Problems sollten beide Seiten beachtet werden. Das schwierige Kind soll zu angemessenem Verhalten angeleitet werden. Und die anderen Kinder sollten lernen, sich zu wehren und nicht aus jedem Vorfall ein Riesendrama zu machen. Dabei müssen die Eltern mithelfen: Sie sollen ihr Kind schon trösten und Verständnis zeigen, wenn es zuhause von schlimmen Dingen im Kindergarten berichtet, sie sollten sich aber nicht selbst noch darüber aufregen und empören, weil durch die Reaktion der Eltern die Kinder erst erfahren, daß der Vorfall ja offensichtlich etwas sehr Schlimmes war, schlimmer, als sie selbst zuerst gedacht hatten. Und die Kinder machen dabei die beglückende Erfahrung, daß die eigenen Eltern sich über die Übeltäterei von anderen aufregen und dabei die „Untaten" der eigenen Kinder übersehen. Animiert das nicht die Kinder, ihren Eltern nun öfter von den „Schandtaten" anderer Kinder zu berichten?

Während der Kindergartenzeit entwickeln die Kinder einen enormen Zuwachs an Lebenstüchtigkeit. Dazu gehört auch, Schrammen und Enttäuschungen zu verkraften. Eltern und Erzieherinnen können für Kinder eine Stütze dabei sein, mit solchen Belastungen zu leben, sie können die Kinder aber nicht davon fernhalten.

„Ali schlägt immer ..."

Der fünfjährige Ali war wegen seiner Aggressivität zur Zielscheibe von anderen türkischen Eltern geworden: Wenn diese ihr Kind im Kindergarten abholten, gingen sie auf Ali zu, beschimpften ihn und drohten ihm. Das lief in türkischer Sprache ab, so daß die Erzieherin nur ahnen konnte, worum es ging.
Die Erzieherinnen hatten mich schon vor dieser Zuspitzung zu Rate gezogen, weil sie in Alis Aggressivität wirklich ein großes Problem sahen. Das war es nach meiner Einschätzung auch.
In Gesprächen mit den Eltern suchten wir nach Lösungsmöglichkeiten. Die Eltern berichteten auch, daß sie wegen Alis Problemen von anderen Eltern beschimpft würden.
Die Erzieherinnen und ich überlegten nun, wie die Situation insgesamt zu beruhigen sei. Denn Alis Eltern hatten wegen der Verhaltensprobleme ihres Sohnes und wegen der Vorwürfe der anderen Eltern schon zu drastischen Strafen gegriffen: Schlagen, Einsperren etc. Das hatte auf Ali natürlich den Druck erhöht und seine Aggressivität in der Gruppe verstärkt. Eine Beruhigung der anderen Eltern war also unbedingt notwendig, wenn die Bemühungen der Eltern und Erzieherinnen etwas bringen sollten. Wir verabredeten nun ein Vorgehen, das dann auch folgendermaßen umgesetzt werden konnte:

– Wir holten einen türkischen Berater, mit dem die Erzieherinnen und ich die Problematik besprachen.
– Alis Eltern wurden über das Vorgehen informiert. Sie waren damit einverstanden.
– Auf einem Elternabend, zu dem alle türkischen Eltern, nicht aber die von Ali, eingeladen wurden, berichteten die Erzieherinnen und ich mit Hilfe des türkischen Beraters, daß auch wir die Aggressivität von Ali als ernstes Problem ansehen, daß wir mit Alis Eltern sprechen und mit ihnen nach Hilfe suchen. Wir erwähnten dabei auch eine mögliche Ursache für Alis Verhalten: Er war nämlich im Alter von zwei bis vier Jahren zu seinen Großeltern in die Türkei geschickt worden. Als er zurückkam, fiel es Ali und seinen Eltern schwer, sich wieder gut aufeinander einzustellen. Das sei für Ali und seine Eltern nun eine schwierige Situation.

Als der türkische Berater das übersetzte, sah ich bei mehreren Eltern zustimmendes und verständnisvolles Kopfnicken.
Wir baten die Eltern im weiteren, nicht mehr auf Ali und seine Eltern mit Vorwürfen zuzugehen, weil das eben die ganze Situation nur schwieriger machte.

Die Eltern sagten das zu und hielten sich in der nächsten Zeit auch daran.
Auf dem Elternabend wurden dann noch weitere Themen besprochen, die speziell für Türken von Bedeutung waren, u. a. das hiesige Einschulungsverfahren.
Durch diese Themen konnten die Eltern insgesamt erfahren, daß wir vom Kindergarten aus ihre Probleme ernst nehmen und ihnen helfen wollen, mit den hiesigen Gegebenheiten gut zurechtzukommen.
Im Verhalten von Ali änderte sich im Verlauf der nächsten Monate allerdings nur wenig, von seiten der anderen Eltern kamen jedoch keine neuen Klagen.

Literatur zur Vertiefung und weiteren Anregung

Bröder, M. (1993), Gesprächsführung im Kindergarten. Anleitung, Modelle, Übungen. Freiburg

Ratgeber gegen Elternstreß. Herausgegeben von der Bundesarbeitsgemeinschaft der Kinderschutz-Zentren e.V., Spichernstr. 55, 50672 Köln Tel. 0221 / 52 93 01, Fax: 0221 / 52 96 78

Wolfram, W.-W. (1995), Präventive Kindergartenpädagogik. Grundlagen und Praxishilfen für die Arbeit mit auffälligen Kindern. Weinheim

18 Medizinische Einrichtungen und Therapien

Hilfen für hyperaktive Kinder können von Ärzten/innen verschrieben oder veranlaßt werden. Die erste Anlaufstelle ist in der Regel der niedergelassene Kinderarzt (Kapitel 18.1). In der Zusammenarbeit mit ihm können für Erzieherinnen allerdings einige Schwierigkeiten auftauchen (Kapitel 18.2).

Das Gesundheitsamt ist zuständig, wenn eine Behinderung amtlich festgestellt werden soll (Kapitel 18.3.).

Welche Behandlungen Ärzte verschreiben können, wird im einzelnen dargestellt (Kapitel 18.4).

18.1 Der niedergelassene Kinderarzt

Wenn das Kind nach der Geburt zuhause ist, ist der niedergelassene Kinderarzt für alle Fragen der Gesundheit und der Entwicklung der Hauptansprechpartner. In seiner Hand liegt die Durchführung der Vorsorgeuntersuchungen. Ob diese durchgeführt werden, hängt von der Initiative der Eltern ab.

Auch bei Risikokindern liegen die Betreuung und Entwicklungsbegleitung in der Hand des Kinderarztes. Er wird hier genauer als bei anderen Kindern die Fortschritte in der Entwicklung überprüfen und bei den Eltern intensiver nachfragen. Notwendig ist auf der Elternseite die Bereitschaft zur Kooperation: Dazu müssen die Eltern ihr Kind genau beobachten und mit dem Arzt darüber sprechen.

Die Möglichkeiten, die dem Kinderarzt zur Verfügung stehen, wenn er das Kind in seiner Entwicklung für gefährdet hält und einen zusätzlichen Förderungsbedarf festgestellt hat, sind im folgenden Kasten zusammengestellt.

Maßnahmen, die der Arzt veranlassen oder verschreiben kann

1. Frühförderung
Die Frühförderung behinderter oder von Behinderung bedrohter Kinder (also auch der Risikokinder) ist den Sonderschulen für Geistigbehinderte zugewiesen worden, also einer sonderpädagogischen Einrichtung, die aber hier in diesen Abschnitt aufgenommen worden ist, weil die Verbindung hauptsächlich über den niedergelassenen Kinderarzt läuft. Die in der Frühförderung tätigen Sonderpädagogen/innen machen in der Regel Hausbesuche, manchmal einmal in der Woche, um den Eltern im Umgang mit ihrem Kind ganz praktische Hilfestellungen zu leisten und Anregungen für die Förderung zu geben.

2. Krankengymnastik
Entwicklungsstörungen von kleinen Kindern zeigen sich häufig in einer verzögerten oder gestörten Motorik, zu deren Behandlung Krankengymnastik eingesetzt werden kann.

3. Ergotherapie
In der Ergotherapie wird ein breiteres Spektrum behandelt als in der Krankengymnastik. Es werden nun neben einer motorischen Förderung besonders die Koordination der verschiedenen Sinnesmodalitäten mit Bewegungen behandelt.

4. Logopädische Behandlung
Logopädinnen behandeln alle Arten von Sprachstörungen.

5. Genauere Diagnostik
Wenn der Kinderarzt unsicher in der Diagnose ist und eine intensivere Untersuchung des Kindes für notwendig hält, kann er die Eltern an besondere medizinische Einrichtungen überweisen: Kinderneurologie, Entwicklungsneurologie, Neuropädiatrisches oder Sozialpädiatrisches Zentrum, Abteilung für Entwicklungsstörungen etc. sind die Namen solcher Einrichtungen an Krankenhäusern oder Universitätskliniken. Hier wird eine sehr ausführliche Diagnostik betrieben. Ärzte, Psychologen und Sozialarbeiter kooperieren im Zusammentragen der verschiedenen Untersuchungsergebnisse. Vielfach bieten diese Einrichtungen auch in ihren Häusern Behandlungsmöglichkeiten an (Krankengymnastik und Ergotherapie sowie Rhythmik- oder Psychomotorikgruppen).

In größeren Städten gibt es auch vereinzelt Praxen niedergelassener Kinderpsychiater, die ähnlich wie kinderneurologische Zentren eine genaue diagnostische Abklärung durchführen und entsprechende Behandlungsmaßnahmen selbst vornehmen oder einleiten können.

18.2 Zur Zusammenarbeit zwischen Kinderarzt und Erzieherin

Der erste, wenn auch meist indirekte, Kontakt zwischen Arzt und Erzieherin entsteht durch die Bescheinigung für den Kindergartenbesuch: Vor dem Eintritt eines Kindes in den Kindergarten soll der Arzt bescheinigen, daß das Kind nicht unter ansteckenden Krankenheiten oder sonstigen Störungen der Gesundheit leidet, die einen Kindergartenbesuch verbieten. Erzieherinnen beklagen in diesem Zusammenhang jedoch, daß Ärzte diese Bescheinigung auch dann ausstellen, wenn das Kind von einer Entwicklung her eigentlich noch nicht kindergartenreif ist.

Beim Kinderarzt können unterschiedliche Motive dafür verantwortlich sein:

- Der Arzt hat die Entwicklungsverzögerung selbst nicht gesehen oder hält sie für so wenig bedeutsam, daß er nicht von einem Kindergartenbesuch abraten möchte.
- Der Kinderarzt hat die Entwicklungsverzögerung festgestellt, hält eine besondere therapeutische Maßnahme jedoch nicht für notwendig und setzt nun seine Hoffnung darein, daß die besonders anregenden Bedingungen des Kindergartens das Kind in seiner Entwicklung so voran bringen, daß sich weitere Maßnahmen erübrigen.
- Der Arzt hat eine Störung in der Entwicklung festgestellt, merkt aber, daß die Eltern (noch) nicht in der Lage sind, sich damit auseinanderzusetzen. Deswegen sagt er ihnen nichts.

In allen Fällen sollte die Erzieherin das Gespräch mit den Eltern suchen und sie zur genaueren Entwicklungsüberprüfung zum Kinderarzt schicken.

Später hört die Erzieherin dann von der Mutter, daß der Arzt gesagt habe, daß das Kind gesund sei, daß alles noch kommen werde etc. Das ärgert manche Erzieherinnen. Unklar bleibt dabei jedoch, was der Arzt den Eltern tatsächlich gesagt hat.

Wie soll die Erzieherin nun damit umgehen, wenn sie von den Eltern solche Aussagen hört, selbst aber durch ihre Beobachtungen im Kindergarten zu einer ganz anderen Meinung kommt? Zuerst sollte sie das Gespräch mit den Eltern suchen, um ihnen ihre Beobachtungen mitzuteilen. Wenn die Eltern das positiv aufnehmen, werden sie sich selbst um eine genauere Abklärung und gegebenenfalls Hilfen kümmern.

Wenn die Eltern die Sorge der Erzieherin nicht teilen, sollten Sie ihnen Zeit geben, durch eigene Beobachtungen und durch die Verfolgung der weiteren Entwicklung im Laufe der nächsten Monate sich selbst eine Meinung zu bilden. In einem weiteren Gespräch ein Vierteljahr später zeigen sich solche Eltern dann oft wesentlich aufgeschlossener für die Überlegungen der Erzieherin.

Die Erzieherin kann auch, im Einverständnis mit den Eltern, den Kinderarzt anrufen und ihm ihre Beobachtungen schildern. Sie sollte dabei irgendwelche diagnostische Bezeichnungen vermeiden, sondern nur bestimmte Situationen schildern, die sie sich vorher zurechtgelegt hat. Sie sollte den Arzt dann bitten, der Frage genauer nachzugehen, wie der Entwicklungsstand des Kindes einzuschätzen ist.

Aufgeschlossene Kinderärzte haben mir gesagt, daß sie für solche Hinweise von Erzieherinnen sehr dankbar sind, da sie sehen, daß sie Verhalten und Entwicklungssstand eines Kindes in ihrer Praxis nur sehr unzureichend beurteilen können. Die Situation bei ihnen sei ja eine ganz besondere: Das Kind ist in einer Einzelsituation, oft im Beisein der Mutter und in einem dem Kind fremden Raum. Besonderheiten in der Entwicklung und im Verhalten von Kindern zeigen sich in diesem Alter sehr stark situationsgebunden, so daß die Erzieherin, die das Kind täglich in sehr vielen verschiedenen Situationen erlebt, einen wesentlich tieferen Einblick erhält.

18.3 Gesundheitsamt

Neben den Ärzten in Praxen oder in Kliniken bieten die Gesundheitsämter Diagnostik und Beratung an. An größeren Gesundheitsämtern gibt es Beratungsstellen für entwicklungsgefährdete und behinderte Kinder. Hier sind in der Regel neben den Ärzten auch Sozialarbeiter/innen tätig, die die soziale Situation der Familie abklären und sich einen Einblick in die Lebenssituation der Familie bei einem Hausbesuch verschaffen.

In die Zuständigkeit des Gesundheitsamtes fällt die Feststellung einer Behinderung. Für Leistungen, die das Bundessozialhilfegesetz für Behinderte bereitstellt, wird solch eine amtliche Feststellung benötigt. Die Leistungen des Gesundheitsamtes sind kostenlos. Die Gesundheitsämter schicken in der Regel einen ärztlichen Bericht an den niedergelassenen Kinderarzt der Familie. Der kann dann der Empfehlung des Gesundheitsamtes folgen und bestimmte vorgeschlagene Therapien verschreiben.

18.4 Medizinische Therapien

1. Krankengymnastik

Durch Krankengymnastik kann, besonders bei sehr kleinen Kindern, die motorische Koordination verbessert werden. Durch spezielle Übungen werden gezielt bestimmte Muskelgruppen beansprucht und Koordinationsleistungen verlangt. – Krankengymnastik wird besonders bei Kindern mit Entwicklungsstörungen in der Motorik eingesetzt.

2. Ergotherapie

In der Ergotherapie werden Entwicklungsverzögerungen und Koordinationschwächen bearbeitet. Neben einigen speziellen Geräten (Schaukel, Pedalo, Rollbrett) werden in der Hauptsache die auch im Kindergarten üblichen Spiele und Spielmaterialien verwendet, um mit dem Kind in spielerisch anregender Weise die Funktionen zu üben, in denen es seine Schwierigkeiten hat. Durch spielerische Übungen können gezielt die einzelnen Wahrnehmungsbereiche angesprochen werden, z. B. die visuelle Wahrnehmung durch Vergleiche von Figuren und Körpern, die akustische Wahrnehmung durch das Vorspielen verschiedener Klänge mit kleinen Musikinstrumenten, die das Kind nachträglich identifizieren muß, und die taktil-kinästhetische Wahrnehmung, in dem das Kind mit verbundenen Augen Dinge betastet, sie erkennen und später mit offenen Augen identifizieren muß. In der Behandlung orientiert man sich vielfach an dem von Ayres entwickelten Konzept der „Sensorischen Integration“. Damit ist das verbesserte Zusammenspiel von Gleichgewichtssinn und den weiteren Wahrnehmungsbereichen mit Bewegung und Handlungssteuerung gemeint.

3. Logopädische Behandlung

Kinder, die unter Teilleistungsstörungen leiden, haben auch oft Probleme in ihrer sprachlichen Entwicklung. Für sie kann eine logopädische Behandlung sinnvoll und notwendig sein. In ihr wird das Kind angeleitet, anhand von Bildkarten oder Bilderbüchern einzelne Worte richtig nachzusprechen. Kinderreime werden auswendig gelernt und sollen zuhause geübt und wiederholt werden. Die akustische Differenzierungsfähigkeit wird z. B. dadurch gefördert, daß das Kind ähnlich klingende Worte wie „Tanz“ und „Gans“ zu unterscheiden lernt. Bei Schwächen in der Artikulation wird die Mundmotorik gezielt trainiert, z. B. durch Zungenturnen, Wattepusten etc. Um Atem- und Sprechfluß gut aufeinander abzustimmen, werden Entspannungsübungen eingesetzt. Anhand von Bildkarten, die eine Geschichte erzählen, soll das Kind den Handlungsablauf erkennen und ihn in grammatikalisch richtigen Sätzen schildern.

Logopädische Behandlungen werden in der Regel erst ab dem Alter von etwa fünf Jahren begonnen, weil die Kinder dann erst von ihrer kognitiven Entwicklung her so weit sind, daß sie ein Gespür für eigene Fehler entwickeln können.

Vor der Verschreibung einer logopädischen Behandlung sollte geprüft werden, ob das Kind, gerade im Alter von drei bis fünf Jahren, nicht zuerst eine Ergotherapie besuchen sollte, damit dort die Grundlagen für den Spracherwerb und die altersgemäße Sprachbenutzung geschaffen werden. Die sprachliche Störung fällt meist schneller auf als Entwicklungsverzögerungen in anderen Bereichen, z. B. in der Motorik und im Spiel- und Sozialverhalten. Wenn man in solchen Fällen mit einer logopädischen Behandlung beginnt, zäumt man das Pferd von hinten auf. Damit das Kind lernt, Sprache sinnvoll einzusetzen, muß es zuerst in seinen motorischen Fähigkeiten altersgemäß entwickelt sein, um Bewegungsabläufe zu planen und durchzuführen, wie sie auch bei der Artikulation von Worten gefordert werden.

4. Diät

Wie in Kapitel 8 beschrieben, leiden manche hyperaktiven Kinder unter einer Nahrungsmittelunverträglichkeit: Wenn sie bestimmte Stoffe in der Nahrung zu sich nehmen, verstärkt sich die Hyperaktivität.

Kann man nun mit einer entsprechenden Diät eine Verminderung der Unruhe erreichen?

Die Forschungsergebnisse dazu sind nicht einheitlich. Auf der einen Seite werden von einzelnen Forschern ermutigende Ergebnisse berichtet, andere stellen kaum eine Wirkung fest. Und die praktische Durchführung stößt auf Schwierigkeiten: In einem aufwendigen Verfahren müssen zuerst die einzelnen unverträglichen Nahrungsstoffe identifiziert werden. Das muß meistens stationär in einem Krankenhaus geschehen. Wenn dann die individuell richtige Diät gefunden ist, muß sich in der Regel die ganze Familie daran halten, damit es kontrollierbar bleibt. Unerwünschtes Naschen ist aber trotzdem schwer zu unterbinden. Und schließlich besteht die Gefahr einer Fehlernährung.

Bei der Nahrungsmittelauswahl bleibt aber trotzdem ein sinnvoller Spielraum: Eine abwechslungsreiche Naturkost mit Nahrungsmitteln aus dem heimischen Raum ohne Konservierungs- und Farbstoffe und mit möglichst wenig Zucker kann in jedem Fall sinnvoll sein.

5. Medikamente

Unter den Experten unterschiedlicher Fachrichtungen ist der Einsatz von Medikamenten umstritten. Infrage kommen hier Amphetamine, das bekannteste ist Ritalin, das eine anregende Wirkung auf den Organismus hat. Dadurch verringert sich der Reizhunger des hyperaktiven Kindes: Es kann aufmerksamer und konzentrierter bei der Sache bleiben und ist nicht mehr so aufgedreht. Etwa Zweidrittel der hyperaktiven Kinder spricht in dieser Weise positiv auf ein solches Medikament an.

Ist es vertretbar, Kinder durch Medikamente „ruhig zu stellen“? Ich möchte mich hier den Fachleuten anschließen, die den Einsatz eines solchen Mittels in schwerwiegenden Fällen für angezeigt und sogar für notwendig halten. Wenn eine Familie und/oder Schulklasse durch ein hyperaktives Kind so sehr beeinträchtig ist, daß ein gedeihliches Zusammenleben und -arbeiten nicht mehr möglich ist, sollte man zu dieser Möglichkeit greifen. Bevor das Kind nicht mehr in der Familie bleiben kann oder ausgeschult werden soll, darf ein solches Mittel eingesetzt werden, um dem Kind den Verbleib in seiner gewohnten psychosozialen Umgebung zu ermöglichen. Die Herausnahme wäre ja keine Lösung für das Kind, sondern nur eine Entlastung für die übrigen Familienmitglieder und die Schulklasse.

Aufgrund der heute vorliegenden Erfahrungen mit dieser Therapie kann das Mittel so dosiert werden, daß die früher beobachteten Nebenwirkungen (Appetitmangel, Verzögerung des Längenwachstums, Schlafstörungen) kaum noch beobachtet werden. Verschrieben wird es vom niedergelassenen Kinderarzt, der über einschlägige Erfahrungen verfügen sollte. Die vielfach geäußerte Befürchtung, das Medikament könnte das Kind abhängig davon machen und es süchtig werden lassen, sind aufgrund zahlreicher Untersuchungen unbegründet.

Wie wir aus den Fallbeispielen in Kapitel 2 gesehen haben, ist die Hyperaktivität des Kindes vielfach mit psychosozialen

Schwierigkeiten verbunden. Deshalb sollte die Notwendigkeit einer psychologischen Beratung der Eltern und einer Begleitung des Kindes auf jeden Fall sorgfältig geprüft werden.

Literatur zur weiteren Anregung und Vertiefung

Ayres, A.J. (1992), Bausteine der kindlichen Entwicklung. Die Bedeutung der Integration der Sinne für die Entwicklung des Kindes. 2. Aufl.. Berlin

Egger, J. (1991), Das hyperkinetische Syndrom: Ätiologie, Diagnose und Therapie unter besonderer Berücksichtigung der Ernährung. In: Baerlocher, K. und Jelinek, J. (Hrsg.) Ernährung und Verhalten. S. 83 – 91. Stuttgart

Neuhaus, C. (1996), Das hyperaktive Kind und seine Probleme. Ravensburg

v. Schwerin, A. (1996), Sprache haben – sprechen können. Hilfen für sprach- und sprechauffällige Kinder im Kindergarten. 8. Aufl.. Freiburg

Stengel, I. (1993), Sprachschwierigkeiten bei Kindern. Früherkennung und Hilfe bei Sprachstörungen und verzögerter Entwicklung. 8. Aufl. Stuttgart

19 Psychologische Einrichtungen und Therapien

Psychologische Beratung und Behandlung werden an unterschiedlichen Stellen angeboten: an Erziehungsberatungsstellen, in Praxen niedergelassener Diplompsychologen oder Kinder- und Jugendlichen-Therapeuten. In diesen Einrichtungen wird nach verschiedenen Konzeptionen gearbeitet: Verhaltenstherapie, Tiefenpsychologie und/oder Familientherapie.

19.1 Erziehungsberatungsstellen oder Psychologische Beratungsstellen für Eltern, Kinder und Jugendliche

In der Regel gibt es in allen Städten und Landkreisen Erziehungsberatungsstellen, deren Träger das Jugendamt, die evangelische oder katholische Kirche oder andere freie Träger sind. Kennzeichen dieser Einrichtungen ist das interdisziplinär zusammenarbeitende Team von Psychologen, Sozialarbeitern/Sozialpädagogen, Heilpädagogen und Ärzten. Eine Adreßliste sämtlicher Beratungsstellen kann über deren Dachverband, die „Bundeskonferenz für Erziehungsberatung" (Adresse siehe Anhang), angefordert werden.

Die Arbeitsweise der Beratungsstellen ist unterschiedlich, je nach Zusammensetzung des Teams und den fachlichen Orientierungen der einzelnen Mitarbeiter. Folgende Vorgehensweisen werden praktiziert:

- Gespräche mit den Eltern über Problematik und Vorgeschichte sowie Spielbeobachtung und testpsychologische

Untersuchung des Kindes, eventuell Gespräche mit Erzieherin oder Lehrerin, wenn dies mit den Eltern abgesprochen ist.
- In der familientherapeutischer Vorgehensweise wird die gesamte Familie zu Gesprächen eingeladen, um so die Beziehungen und Umgangsweisen aller Personen besser erfassen und bearbeiten zu können.

In der Praxis der Beratungsstellen werden häufig Mischformen oder Kombinationen beider Vorgehensweisen angewendet.

Nach einer diagnostischen Phase können unterschiedliche Hilfemaßnahmen eingesetzt werden: Elternberatung, Familientherapie, heilpädagogische Behandlung des Kindes, Beratung von Erzieherin oder Lehrerin und Vermittlung anderer Hilfen, z. B. Ergotherapie, logopädischer Behandlung, Eintritt in eine heilpädagogische Einrichtung.

Für die Zusammenarbeit mit den Beratungsstellen sind zwei Grundsätze von Bedeutung:
- Die Eltern müssen sich selbst anmelden und einen Termin verabreden.
- Wenn die Erzieherin wissen will, ob die Eltern dort waren und welche Maßnahmen der Berater vorgeschlagen hat, kann sie nur dann von Beratungsstelle Auskunft erhalten, wenn die Eltern den Berater ausdrücklich von der Schweigepflicht entbunden haben. Für die Erzieherin empfiehlt es sich deshalb, direkt auf die Eltern zuzugehen und diese danach zu fragen.

19.2 Diplompsychologen in eigener Praxis

Manche Diplompsychologen haben sich auf die Arbeit mit hyperaktiven Kindern und deren Eltern spezialisiert. Sie wenden in der Regel verhaltenstherapeutische Methoden in der Behandlung des Kindes und der Beratung der Eltern an.

19.3 Niedergelassene Kinder- und Jugendlichen-Therapeuten

Kinder- und Jugendlichen-Therapeuten sind Fachleute mit einer speziellen Ausbildung in tiefenpsychologischer Spieltherapie, die von der Krankenkasse bezahlt wird. Die Abklärung, ob solch eine Therapie notwendig ist, können die Therapeuten selbst vornehmen. Sie müssen dazu einen Antrag an die Krankenkasse stellen. Nach der Genehmigung kann die Behandlung beginnen, die ein bis zwei Sitzungen pro Woche umfaßt und in der Regel mindestens ein Jahr dauert. Begleitend dazu finden Beratungsgespräche mit den Eltern statt.

Diese Behandlungsform ist für emotional gestörte Kinder entwickelt worden, die besondere Probleme mit Ängsten, Aggressionen und ihrem Selbstvertrauen haben. Sie eignet sich in der Regel nicht für Kinder mit Entwicklungsstörungen oder mit Hyperaktivität, wohl aber für unruhige und konzentrationsschwache Kinder, wenn die Ursache für ihr Verhalten hauptsächlich in familiären und sozialen Spannungen zu vermuten ist.

19.4 Psychologische Therapien

Für die Behandlung hyperaktiver Kinder sind besondere verhaltenstherapeutische Methoden entwickelt worden, die sich an das Kind, seine Eltern und die Erzieherin/Lehrerin richten.

Unruhige Kinder, deren Probleme überwiegend seelisch bedingt sind, erhalten durch eine Spiel- oder Familientherapie eine wirksame Hilfe.

19.4.1 Behandlung hyperaktiver Kinder

1. Verhaltenstherapie des Kindes

Für Kinder im Vorschulalter ist eine Therapieform entwickelt worden, deren Vorgehensweise sich in fünf Phasen einteilen läßt (1):

Phase 1: Aufbau einer positiven und tragfähigen Beziehung zwischen Kind und Therapeuten: Der Therapeut geht sehr gewährend und verständnisvoll auf das Kind ein, um so zu einem möglichst guten Kontakt zu kommen.

Phase 2: Bestimmung der Ansatzpunkte für die eigentliche Behandlung: Der Therapeut beobachtet das Verhalten des Kindes in verschiedenen Spielsituationen und schaut besonders auf Aufmerksamkeitsschwächen, mangelnde Ausdauer, leichte Ablenkbarkeit, motorische Unruhe und den Umgang mit Anforderungen, Grenzsetzungen und Mißerfolgen.

Phase 3: Aufbau eines konzentrierten und intensiven Spiel- und Beschäftigungsverhaltens: In der eigentlichen Behandlungsphase soll nun das Kind zu einem Verhalten angeleitet werden, indem es konzentrierter und intensiver zu spielen lernt. Dazu werden Spielsituationen vorstrukturiert, Ziele, Regeln und Handlungspläne besprochen, Verhaltensanweisungen gegeben, Spielhandlungen verbalisiert und alternative Denk- und Handlungsprozesse angeregt. Über die Vergabe oder den Entzug von Belohnungspunkten erhält das Kind eine zusätzliche Stütze für seine Selbststeuerungsprozesse.

Phase 4: Verbesserung der Selbststeuerungsfähigkeit des Kindes: Die Verhaltensweisen des Therapeuten aus Phase 3 werden Zug um Zug vermindert, um so dem Kind schrittweise mehr Verantwortung für die Steuerung des eigenen Verhaltens zu geben.

Phase 5: Erhöhung der Anforderungen an das Spiel- und Beschäftigungsverhalten: Die Anforderungen an das Kind können durch Ausdehnung der einzelnen Spielphasen, durch vermehrte Komplexität der Situation und durch das Hinzunehmen von ein, zwei oder drei Kindern in die Spielsituation erhöht werden.

Die einzelnen Behandlungsstunden sollen mehrmals in der Woche durchgeführt werden, ihre zeitliche Dauer soll sich nach dem individuellen Vermögen des Kindes richten. Die Behandlung sollte sich über drei bis fünf Monate erstrecken.

2. Beratung der Eltern

Der Beratung der Eltern kommt eine Schlüsselrolle in der Behandlung des hyperaktiven Kindes zu. Mit ihnen verbringen die Kinder doch die meiste Zeit, sie sind in aller Regel die wichtigsten Bezugspersonen und üben deswegen einen entscheidenden Einfluß auf das seelische Gleichgewicht der Kinder aus.

In der psychologischen Beratung kann mit den Eltern einzeln oder in Gruppen gesprochen und gearbeitet werden. Die Gruppenarbeit hat den Vorteil, daß Eltern, deren Kinder etwa im gleichen Alter sind, erleben, daß es anderen Eltern ähnlich geht wie ihnen, was schon ein wesentlicher Schritt zur Entlastung bedeutet. Im Verlauf der weiteren Arbeit können sie sich auch gegenseitig stützen und ermutigen sowie positive Erfahrungen austauschen.

In der Art, wie Psychologen mit Eltern arbeiten, orientiere ich mich an Frau Cordula Neuhaus, die in Esslingen bei Stuttgart in ihrer psychologischen Praxis langjährige Erfahrungen gesammelt hat. Danach läßt sich die Gruppenberatung der Eltern in folgende Phasen unterteilen (2):

Phase 1: Sich aussprechen: Die Psychologin vermittelt Verständnis und Akzeptanz gegenüber den Eltern, so daß diese sich in ihrer Not verstanden fühlen.

Phase 2: Erklärung des hyperaktiven Verhaltens: Den Eltern wird nun das hyperaktive Verhalten als Besonderheit des Zentralen Nervensystems erklärt, wobei der Schwerpunkt auf die Reizfilterschwäche und die Impulssteuerungsschwäche (siehe Kapitel 7) gelegt wird.

Phase 3: Bewältigung des Erziehungsalltags: Der Alltag mit einem hyperaktiven Kind kann nur dann einigermaßen bewältigt werden, wenn die Eltern zu einer grundlegenden Einstellungsänderung ihrem Kind gegenüber finden und sich hilfreiche Techniken für alltägliche Konfliktsituationen aneignen.

Phase 4: Erziehungshandeln nach einem Plan: Für bestimmte schwierige Situationen können Eltern auch einen Plan entwickeln, nach dem sie gezielt und systematisch vorgehen wollen. Bei Schulkindern ist das sinnvoll für die Hausaufgaben zuhause, für Vorschulkinder kann es z. B. das Aufräumen sein.

19.4.2 Behandlung unruhiger Kinder

1. Spieltherapie

Eine Spieltherapie wird dann eingesetzt, wenn das Kind überwiegend unter psychosozialen Belastungen leidet, die durch eine Beratung der Eltern allein nicht zu vermindern sind. Voraussetzung ist die Bereitschaft der Eltern, sich auf den begleitenden Beratungsprozeß einzulassen, so wie ihre Fähigkeit, über das eigene Verhalten und die Gefühle dem Kind gegenüber zu reflektieren.

Was geschieht nun in einer Spieltherapie? Ein Therapeut schildert seine Arbeitsweise folgendermaßen (3):

> „Der Therapeut ist gegenüber dem Kind jederzeit freundlich und akzeptierend und gibt ihm somit die Chance, sich in dieser angstreduzierenden Atmosphäre uneingeschränkt so zu zeigen, wie es seiner Eigenart wirklich entspricht. Im weiteren versucht der Therapeut, die augenblicklichen Erlebnisinhalte und Gefühle des Kindes möglichst präzise in Worte zu fassen und ihm so seine psychische Befindlichkeit wie in einem Spiegel vor Augen zu stellen. Auf diese Weise lernt das Kind seine eigenen Empfindungen und seine charakteristischen Reaktionsweisen sozusagen aus der Distanz kennen. In dosierter Form und nach wie vor in freundlich-akzeptierendem Ton spricht der Therapeut Beobachtungen aus, die das Kind allmählich dazu veranlassen können, sein Verhalten zu ändern."

2. Sonstige Therapie-Formen

In der Familientherapie geht man davon aus, daß die Auffälligkeiten des Kindes durch die Beziehungsdynamik innerhalb der

Familie entstanden ist. Dabei werden auch die Beziehungen der Eltern zu ihren jeweiligen Eltern, also den Großeltern des Kindes, einbezogen.

Diese Therapie kann auch bei hyperaktiven Kindern ergänzend zur Verhaltenstherapie eingesetzt werden, wenn die Hyperaktivität eng mit familiären Spannungen verbunden ist (4).

Die Festhalte-Therapie eignet sich nicht für die Behandlung hyperaktiver Kinder. Sie sollte nur nach sorgfältiger Diagnostik für „kleine Tyrannen" eingesetzt werden, d. h. für Kinder, die in der zweiten Hälfte des ersten Lebensjahres eine übergroße Nachgiebigkeit der Eltern erlebt haben (5).

Literatur zur Vertiefung und weiteren Anregung

Färber, H.-P. und Liebenow, H. (1991), Integratives Behandlungskonzept für impulsiv-koordinationsschwache Kinder. Praxis der Kinderpsychologie und Kinderpsychiatrie 40, 375–380

Göpel, C., Schmidt, M.H., Blanz, B. und Rettig, B. (1996), Behandlung hyperkinetischer Kinder im häuslichen Milieu. Zeitschrift für Kinder- und Jugendpsychiatrie 24, 192–202

Neuhaus, C. (1993), Was ist dran am sogenannten Zappelphilipp? Gezielte Interventionsmöglichkeiten in Familie und Schule. Ein Elterntraining. In: Passolt, M. (Hrsg.) Hyperaktive Kinder. Psychomotorische Therapie. S. 118–143. München

Neuhaus, C. (1996), Das hyperaktive Kind und seine Probleme. Ravensburg

20 Jugendamt und Schule

Das Jugendamt kann noch weitere Hilfen für hyperaktive Kinder und ihre Eltern vermitteln oder in die Wege leiten, die in den beiden vorangegangen Kapiteln noch nicht erwähnt wurden.

Von besonderer Bedeutung ist das Jugendamt dann, wenn Erzieherinnen vor der Frage stehen, ob das hyperaktive Kind noch weiterhin in ihrer Gruppe tragbar ist. Falls die Aufnahme des Kindes in eine heilpädagogische Sondereinrichtung (teilstationäre Unterbringung) erwogen wird, ist das Tätigwerden des Jugendamtes notwendig.

Der Eintritt in die Schule kann für das hyperaktive Kind und seine Eltern besondere Entscheidungen mit sich bringen. Stellt sich doch die Frage, ob das Kind altersgemäß entwickelt ist und in die normale Grundschule eintreten soll oder welche Alternativen sich andernfalls bieten.

20.1 Hilfen des Jugendamts

Das Jugendamt wird vielfach noch als Eingreifbehörde angesehen und steht deswegen bei vielen Eltern und manchen Erzieherinnen in einem schlechten Ruf. Der Auftrag, in schwerwiegenden Fällen einen Sorgerechtsentzug beim Familiengericht zu beantragen, gehört zwar immer noch zu den Aufgaben des Jugendamts, nimmt im Spektrum der Maßnahmen, die das Jugendamt anbietet oder durchführt, jedoch nur einen kleinen Teil ein. Der größere Teil bezieht sich auf Beratung und Begleitung von Familien in schwierigen Lebenssituationen, die meist nur dann erfolgreich praktiziert werden können, wenn die Eltern ein Mindestmaß an Bereitschaft und Motivation zur Zusammenarbeit mitbringen.

Welche Hilfen bieten nun Jugendämter im einzelnen an?

1. Beratung der Eltern

Ähnlich wie in einer Erziehungberatungsstelle können Eltern Rat in Erziehungsfragen bekommen. Der sozialen Situation der gesamten Familie wird aber noch besondere Aufmerksamkeit geschenkt. Hier kann das Jugendamt auch mit Informationen über rechtliche Fragen weiterhelfen und die Wege zum Sozialamt, Arbeitsamt, Wohnungsamt oder Einrichtungen der Suchtkrankenhilfe ebnen. Und die Sozialhilfebedürftigkeit wird ebenfalls von den Sozialarbeiter/innen des Jugendamts bei Familien mit Kindern festgestellt.

2. Regelung der elterlichen Sorge bei Trennung und Scheidung

Wenn Eltern sich trennen oder scheiden lassen, muß das Jugendamt eine Stellungnahme gegenüber dem Familiengericht abgeben, wie die elterliche Sorge geregelt werden soll. Sie kann ja dem einen oder dem anderen Elternteil oder beiden gemeinsam zugesprochen werden.

3. Vermittlung von Tages- oder Wochenpflegestellen

Die Lebenssituation in manchen Familien macht es notwendig oder sinnvoll, z. B. wegen außergewöhnlicher Arbeitszeiten, daß das Kind stundenweise an bestimmten Tagen oder über eine Reihe von Werktagen hin auch über Nacht in eine Pflegefamilie gegeben wird. Das Jugendamt vermittelt solche Hilfen und prüft auch, ob die Pflegefamilie den notwendigen Anforderungen einer solchen Aufgabe genügt.

4. Erziehungsbeistandschaft

Manche Jugendämter bieten auch eine intensivere Hilfe und Begleitung von Kind und Eltern an. Das Kind kommt regelmäßig mindestens einmal die Woche in eine Einzelstunde oder in eine kleine Gruppe, die von einer Sozialpädagogin oder einem Sozialpädagogen oder ähnlichem geführt wird. In diesen Stunden wird keine Therapie im engeren Sinne durchgeführt, die Hilfe ist mehr als stützende Begleitung der Entwicklung aufzufassen, durch die sich aber auch Verhaltensänderungen und Persönlichkeitsstabilisierungen erreichen lassen. Daneben findet eine intensive Beratung der Eltern statt. Diese Maßnahme kann über mehrere Jahre laufen.

5. Sozialpädagogische Familienhilfe

Es gibt Eltern, die mit den bisher erwähnten Hilfsangeboten von Erziehungsberatungsstellen und Jugendämtern keine wirksame Hilfe erhalten können. Dazu müßten die Eltern in der Lage sein, Termine regelmäßig in den entsprechenden Einrichtungen wahrzunehmen, in den verabredeten Stunden über ihre Probleme zu sprechen, im Gespräch mit dem Berater etwas zu erarbeiten und das Erarbeitete zuhause in die eigenen Handlungen einfließen zulassen. Eltern, die selbst aus verwahrlosten Verhältnissen stammen, minderbegabt oder suchtgefährdet sind und dazu noch unter Einsamkeit oder Partnerproblemen leiden, sind dazu oft nicht in der Lage. Für diese Familien hat man die sozialpädagogische Familienhilfe eingerichtet:

Die Familienhelferin, meist eine Sozialpädagogin oder ähnliches, geht an mehreren Tagen in der Woche jeweils über mehrere Stunden in die Familie, um dort die Probleme dann zu bearbeiten, wenn sie auftreten. Die Hilfe erstreckt sich einmal auf die Organisation des Alltags: Einkaufen, Kochen, die Wohnung in Ordnung halten, die Kinder angemessen versorgen. Sie erstreckt sich auch auf den Umgang mit den Kinder: Die Familienhelferin kann hier als Modell tätig werden in der Art, wie sie die Kinder zum Aufräumen anleitet oder wie sie die Hausaufgaben für die Schule beginnt und kontrolliert. Sie kann die Eltern konkret dazu anleiten und die Durchführung hinterher mit ihnen besprechen. Diese Maßnahme erstreckt sich in der Regel auf ein Jahr, höchstens auf zwei. Sie bildet einen sehr weitgehenden Eingriff in das Familienleben, so daß die Sozialarbeiter des Jugendamts hier auch genau prüfen, ob die Eltern bereit dazu sind. Es kommt dann sehr auf das Geschick der Familienhelferin an, zu den Eltern eine tragfähige Beziehung zu entwickeln, auf deren Grundlage dann die konkrete Hilfe in der Familie wirksam werden kann.

6. Teilstationäre Unterbringung

Wenn Kinder so schwierig sind, daß sie nicht mehr in der Regeleinrichtung bleiben können, bietet sich eine teilstationäre Unterbringung in einer Heilpädagogischen Sondereinrichtung an. In Ballungsräumen sind solche Einrichtungen eher zu finden als auf dem Lande. In diesen Einrichtungen werden etwa acht Kinder in einer Gruppe von zwei bis drei Fachkräften betreut. Auf die Probleme der Kinder kann in solch einem Rahmen natürlich intensiver eingegangen werden. – Die Kinder werden morgens von einem Fahrdienst zuhause abgeholt und am Nachmittag wieder gebracht. – Neben der Förderung der Kinder findet eine intensive Elternarbeit statt. – Der Aufenthalt in einer solchen Einrichtung dauert mindestens ein Jahr.

7. Vollstationäre Unterbringung

Wenn die Probleme des Kindes und die Schwierigkeiten in der Familie so groß geworden sind, daß ein gedeihliches Zusammenleben nicht mehr möglich ist, können Kinder auch ganz in einem Kinderheim untergebracht werden. Je nach Absprache ist das Kind an manchen Wochenenden und in den Ferien bei seinen Eltern. Auch hier strebt man an, daß das Kind nach einigen Jahren wieder in die Familien zurückkehren kann.

Eine vollstationäre Unterbringung wird für Kinder im Kindergartenalter nur sehr selten in Frage kommen. In der Regel wird das Jugendamt versuchen, mit den anderen ambulanten Angeboten eine wirksame Hilfe einzurichten.

Die Art der Hilfen, die das Jugendamt anbietet, unterscheiden sich von Bundesland zu Bundesland etwas. Für die Zusammenarbeit zwischen Tageseinrichtungen und Jugendamt kann es deshalb sinnvoll sein, daß die zuständigen Sozialarbeiter/innen des Jugendamts in Arbeitskreise der Erzieherinnen eingeladen werden, um über die Grundzüge und besonderen Angebote ihrer Arbeit zu berichten.

20.2 Schule

Bei hyperaktiven, sehr unruhigen oder teilleistungsgestörten Kindern stellt sich im letzten Jahr vor der Einschulung die Frage, ob sie normal eingeschult oder um ein Jahr vom Schulbesuch zurückgestellt werden sollen. Nach den geltenden rechtlichen Bestimmungen trifft die Schule diese Entscheidung, in der Praxis wird dabei sehr weitgehend der Wunsch der Eltern berücksichtigt.

Für die Erzieherin stellt sich dabei die Aufgabe, durch genaue Beobachtungen und durch Gespräche mit den Eltern ihre Erfahrungen und ihre Meinung den Eltern mitzuteilen. Da der Wunsch der Eltern einen sehr hohen Stellenwert hat, was ja auch der Bedeutung des Personensorgerechts entspricht, sind die Eltern die Hauptansprechpartner. Wenn schwierige Entscheidungen im letzten Jahr vor der Einschulung anstehen, zahlt es sich sehr aus, wenn die Erzieherin in der vorangegangen Zeit schon einen guten Kontakt zu den Eltern hergestellt und eventuell schon mehrmals mit ihnen über die Entwicklung des Kindes gesprochen hat.

Welche Verhaltensmerkmale des Kindes sprechen nun eher für eine Zurückstellung? Folgende Fragen sollten dabei geklärt werden:

- Begreift das Kind Anweisungen, die an eine Gruppe gerichtet werden? Oder benötigt es die extra Zuwendung der Erzieherin?
- Kann es Aufgaben in der Gruppe bearbeiten? Oder braucht es häufige Hilfestellungen der Erzieherin, entweder um den nächsten Arbeitsschritt erklärt zu bekommen oder um bei Konzentrationsmangel wieder an die Aufgabe hingeführt zu werden?
- Ist es in der Lage, kleine Enttäuschungen zu verkraften? Oder führen sie zum Abbruch der Arbeit und zu einem Ausbruch heftiger Gefühle?

Von seiten der Schule werden diese Fragen ja auch geprüft. Dabei wird nicht nur das einzelne Kind betrachtet, sondern auch der Entwicklungsstand der anderen Kinder. Wenn sehr viele Kinder die gerade genannten negativen Merkmale aufweisen, z. B. in einem Wohngebiet mit vielen sozialschwachen Familien, dann wird die Schule nicht alle diese Kinder zurückstellen, sondern normal einschulen und die Arbeit in der ersten Klasse entsprechend den Möglichkeiten dieser Kinder gestalten. Bei der Entscheidung über eine Zurückstellung wird auch berücksichtigt werden, ob es einen Schulkindergarten (in Baden-Württemberg: Grundschulförderklasse) oder ähnliches in erreichbarer Nähe gibt oder ob zurückgestellte Kinder ein weiteres Jahr im Regelkindergarten bleiben.

Damit die Erzieherin diese Gesichtspunkte gut in ihre Beratung einbeziehen kann, sollte sie sich im Rahmen der „Kooperation Kindergarten – Grundschule“ gut informieren, nach welchen Kriterien die Schule die Schulfähigkeit der Kinder beurteilt und wie die Einschulungspraxis verläuft.

Hyperaktive und teilleistungsgestörte Kinder werden in der Regel in der Schule erhebliche Probleme haben. Für einzelne von ihnen wird später die Sonderschule für Lernbehinderte (in Baden-Württemberg: Förderschule) oder die Sonderschule für Verhaltensgestörte (in Baden-Württemberg: Schule für Erziehungshilfe) die Alternative zur normalen Grundschule sein. Durch möglichst frühzeitig einsetzende Hilfen im Kindergartenalter kann einem Teil der Kinder der Weg in diese Sonderschulen erspart werden.

Literatur zur Vertiefung und weiteren Anregung

Günder, R. (1997), Ambulante Erziehungshilfen. Eine Orientierung für Ausbildung und soziale Berufe. Freiburg

Döpfner, M. (1993a), Konzeption einer teilstationären Behandlung. In: Döpfner, M. und Schmidt, M.H. (Hrsg.) (1993) Kinderpsychiatrie – Vorschulalter. S. 140–155 München

Döpfner, M. (1993b), Wirksamkeit teilstationärer Behandlung. In: Döpfner, M. und Schmidt, M.H. (Hrsg.) (1993) Kinderpsychiatrie - Vorschulalter. S. 156–174 München

21 Bewertung der Hilfen

In den vorangegangenen Kapiteln 13 bis 20 sind Hilfen vorgestellt worden, mit denen sich die Probleme hyperaktiver und unruhiger Kinder vermindern lassen.

Im folgenden möchte ich nun einen Überblick über diese Hilfen geben. Dabei soll auch eine Bewertung der einzelnen Möglichkeiten vorgenommen werden, um Erzieherinnen die Orientierung zu erleichtern.

Die Überlegungen werden in Abschnitte für hyperaktive und unruhige Kinder aufgeteilt. Dabei soll aber wiederum betont werden, daß diese Abgrenzung oft sehr schwierig, manchmal kaum möglich ist. Sie wird hier trotzdem vorgenommen, um den unterschiedlichen Schweregrad unruhigen oder hyperaktiven Verhaltens zu berücksichtigen.

21.1 Hilfen für hyperaktive Kinder

Wenn eine Hyperaktivität im engeren Sinne vorliegt, ist eine „Heilung“ nicht möglich. Das Kind und die Personen in seinem Umfeld müssen vielmehr lernen, damit zu leben und daraus das Beste zu machen. Dazu müssen die Eltern an ihrer Einstellung arbeiten, damit sie ihren Zappelphillipp akzeptieren und gern haben, und damit das Kind selbst seine Besonderheit annimmt und in möglichst positive Bahnen zu lenken versucht.

Die beschriebenen Therapien, die ja in der Regel in einem extra Raum und in einer außergewöhnlichen Situation stattfinden, sind sinnvoll und notwendig. Sie bleiben jedoch relativ erfolglos, wenn das dort Erarbeitete nicht in enger Zusammenarbeit mit Eltern, Erzieherinnen und Lehrern in die jeweiligen anderen Lebenssituationen übertragen wird. Das Kind muß also ähnliche Verfahrensweisen zuhause, im Kindergarten und in der Schule erleben. Das stellt an alle beteiligten Erwachsenen hohe Anforderungen.

Eine ausgewogene Ernährungsweise ist ein wichtiger Bestandteil der Entwicklungsförderung des hyperaktiven Kindes. Von ihr allein sind jedoch keine Wunder zu erwarten. Außerdem muß die Praktikabilität im Alltag sorgsam geprüft werden.

Der Einsatz von Medikamenten darf nur unter der Kontrolle kompetenter Ärzte erfolgen. Man/frau sollte dabei keinesfalls auf eine begleitende psychologische Beratung der Eltern und Therapie des Kindes verzichten.

Hilfen zur Erziehung, wie sie das Jugendamt in die Wege leiten kann – in unserem Fall die Sozialpädagogische Familienhilfe und die Teilstationäre Unterbringung –, sind dann angezeigt, wenn Kind und Eltern eine intensivere Form der Hilfe, eventuell mit gleichzeitiger größerer Entlastung, benötigen.

Wenn Erzieherinnen vor der Frage stehen, ob bei einem unruhigen Kind eine Hyperaktivität vorliegt und wenn ja, welche Maßnahmen dann angezeigt sind, sollten sie in jedem Fall professionelle Hilfe von seiten der Fachberatung oder einer anderen Beratungseinrichtung suchen. Hyperaktive Kinder und ihre Eltern stehen sonst in der Gefahr, einen schrecklichen Leidensweg von einer Fehldiagnose zur nächsten zurückzulegen, bis die Auffälligkeit schließlich richtig als Hyperaktivität diagnostiziert wird.

Damit erhält die Zusammenarbeit mit den Eltern für die Erzieherin ein besonderes Gewicht. Sie sollte deshalb mit ihren Kolleginnen im Team prüfen, welchen Stellenwert sie insgesamt der Zusammenarbeit mit den Eltern in ihrer Konzeption gibt. Denn wenn sich schon frühzeitig ein guter Kontakt und schließlich ein Vertrauensverhältnis zu den Eltern entwickeln läßt, sind die Eltern offener für den Rat der Erzieherin, eine genaue Abklärung vornehmen zu lassen und, wenn notwendig, entsprechende Hilfe anzunehmen.

21.2. Hilfen für unruhige Kinder

Unruhige und konzentrationsschwache Kinder bringen vielleicht nicht so viele Störungen in die Gruppe, können in ihrer Entwicklung aber ähnlich stark gefährdet sein. Wenn bei ihnen keine Hyperaktivität im engeren Sinne vorliegt, können ja Unruhe und Konzentrationsmangel Ausdruck einer seelischen Belastung sein, die ebenfalls sehr schwerwiegend sein kann. In solchen Fällen ist eine Beratung der Eltern, eine Familientherapie oder eine Spieltherapie des Kindes die angemessene Hilfe. Hierbei macht es auch Sinn, wenn die Hilfe für Kind und Eltern nicht in sehr enger Kooperation mit der Erzieherin stattfindet, sondern sich nur auf die Familie bezieht. Eltern muß hier die Freiheit gelassen werden, familiäre Probleme nur mit dem ausgesuchten Berater zu besprechen, ohne daß die Erzieherin Einzelheiten davon erfährt.

Je nach familiären Möglichkeiten und Belastungen kann aber auch für solche Kinder eine Hilfe zur Erziehung durch das Jugendamt notwendig werden.

Wenn keine größeren familiären Belastungen zu erkennen sind, kann unruhiges Verhalten ja auch durch übermäßigen Fernsehkonsum und durch Bewegungsmangel hervorgerufen werden. Zur Verminderung dieser Schwierigkeiten kann die Erzieherin durch ihre Arbeit im Kindergarten sehr viel tun. Wünschenswert wäre es sicherlich, wenn die Eltern die Lebensgewohnheiten in der Familie etwas veränderten, so daß sie auf diese Weise die pädagogische Arbeit im Kindergarten unterstützen. Das wird jedoch nicht immer zu erreichen sein. Auch dann sollte die Erzieherin jedoch nicht resignieren, sondern die Akzente in ihrer Arbeit ganz bewußt als Kontrapunkt zu den familiären Lebensweisen setzen.

22 Was wird später aus hyperaktiven und unruhigen Kinder?

22.1 Zum weiteren Lebensweg hyperaktiver Kinder

Die in Kapitel 7 beschriebenen Merkmale lassen schon ahnen, daß hyperaktive Kinder auf ihrem weiteren Lebensweg oft erhebliche Schwierigkeiten haben werden. Sie sind anders, und sie werden anders bleiben als andere Kinder.

In der Grundschule besteht die erste große Schwierigkeit darin, sich den Anforderungen des Unterrichts anzupassen: einigermaßen aufmerksam zu sein, wenig zu stören, nicht herumzurennen, keine Wutausbrüche in der Klasse loszulassen. Es hängt sehr davon ab, mit welchem pädagogischen Geschick die Lehrkraft mit dem Kind und den entsprechenden Situationen umgeht.

Die Eltern können positiv zu einer gelingenden Schullaufbahn beitragen, wenn sie von sich aus bald auf die Lehrkraft zugehen und mit ihr über die Entwicklung ihres Kindes sprechen.

Viele hyperaktive Kinder haben eine überdurchschnittliche Intelligenz, die sie aufgrund ihrer Besonderheit aber oft nicht voll zum Tragen bringen können. Das müßte der Lehrer erkennen, damit das Kind nicht ungerechterweise als „dumm“ eingestuft wird.

Von ihrer Intelligenz her sind hyperaktive Kinder durchaus auf weiterführenden Schulen – Realschule, Gymnasium – zu fördern. Das große Problem werden auch hier die Verhaltensschwierigkeiten und der Kontakt zu Gleichaltrigen sein. Setzt sich hier die Klassenkasperei fort, die in der Grundschule schon ein Problem war? Und wie gehen die Mitschüler mit ihm um? Für sie wird es ja ein besonderer Spaß sein, das hyperaktive Kind ein kleines bißchen zu ärgern, um dann während des Unterrichts einen herrlichen Wutausbruch zu erleben, der Abwechslung in den sonst tristen Unterrichtsalltag bringt. Und wenn es unglücklich läuft, können gerade die Eltern dieser anderen Kinder sich gegenüber der Schule und auf einem Elternabend stark dafür machen, daß der „Störenfried“ von dieser Schule „fliegt“.

Der Reizhunger des jüngeren hyperaktiven Kindes kann sich im Jugendalter zu einem besonderen Erlebnishunger entwikkeln. Alkohol, Drogen und der Geschwindigkeitsrausch auf Mopeds oder Motorrädern sind die Versuchungen, denen hyperaktive Jugendliche leichter nachgeben als andere.

Eine besondere Gefährdung für die psychosoziale Entwicklung entsteht bei Kindern und Jugendlichen dann, wenn zur Hyperaktivität noch familiäre Spannungen oder Probleme hinzukommen. Dadurch wird die emotionale Labilität verstärkt. Kinder oder Jugendliche geraten in eine immer schwieriger werdende seelische Situation, aus der heraus sie mit oppositionellem und aggressivem Verhalten reagieren. Und wenn die Schulleistungen dann auch noch zu wünschen übrig lassen, stellt sich die Frage, wo dann noch Erfolgserlebnisse zu holen sind. Von hier aus ist es nur noch ein kleiner Schritt in die Delinquenz und Kriminalität.

Wenn die Schullaufbahn im günstigen Fall ohne schwerwiegende Probleme schließlich bewältigt ist, können hyperaktive Jugendliche in einem Beruf ihrer Wahl oft erstaunliche Erfolge erreichen. Voraussetzungen sind die eigene Motivation und die Begleitumstände der Arbeit, die in der Regel viel Abwechslung und Bewegung mit sich bringen: als Handwerker, als Feuerwehrmann oder in einem künstlerisch-kreativem Betätigungsfeld. Die ausgeprägte Kreativität mancher Hyperaktiver kann hier voll zum Zuge kommen.

Ein größerer Teil von Menschen mit Hyperaktivität werden allerdings auch auf ihrem weiteren Lebensweg erhebliche Probleme haben: unzureichende soziale Einordnung am Arbeitsplatz, häufiger Stellenwechsel, manchmal auch Berufswechsel, Probleme in Beziehungen zum anderen Geschlecht, Ehescheidung etc. Diese Belastungen machen den Menschen auch anfällig für Alkohol- und Drogenmißbrauch.

22.2 Die Zukunft unruhiger Kinder

Wenn die Unruhe des Kindes durch familiäre Belastungen und/oder Teilleistungsstörungen bedingt ist, kann der Lebensweg dieses Kindes sich ebenso wie bei Hyperaktivität in eine einigermaßen positive oder in eine sehr negative Richtung entwickeln. Entscheidend sind hierbei wieder die Lebensumstände der Familie, die dem Kind möglichst viel Stabilität und Orientierung bieten sollten. Belastungen entstehen durch Beziehungswechsel oder -abbrüche, wie sie durch Ehescheidung, aber auch durch Arbeitsmigration auftreten. Ein gewisser Ausgleich könnte durch außerfamiliäre Bildungs- und Betreuungseinrichtungen geschaffen werden. Wenn diese fehlen oder plötzlich geschlossen werden, wie nach der Wende in der ehemaligen DDR, fallen wichtige präventive und stützende Hilfen weg. Kinder oder Jugendliche haben dann keine Gelegenheit, weder in der Familie noch in einer pädagogischen Einrichtung Bewältigungsstrategien zu erlernen, mit denen sie ihre Lebensprobleme angemessen lösen können.

23 Ausblick: Gestaltungsfreiheit und politisches Engagement

Wenn die geschätze Leserin und der geneigte Leser in der Lektüre des Buches bis hierher vorgedrungen sind, werden sie vermutlich widersprüchliche Gefühle empfinden:

Auf der einen Seite Ermutigung und Anregung, das im Rahmen der eigenen Möglichkeiten Stehende zu tun, andererseits Ohnmacht und Resignation, wenn sie an die Rahmenbedingungen ihrer Tageseinrichtung und die sich abzeichnenden gesellschaftlichen Veränderungen denken. Ich habe zu zeigen versucht, daß diese beiden Aspekte auch in enger Beziehung zum Auftreten von Hyperaktivität und Unruhe stehen: Resignation von Erzieherinnen und ungünstige Rahmenbedingungen verstärken die negativen Einflüsse, unter denen Kinder aufwachsen. Und gesellschaftliche Veränderungen wirken sich auf die Lebensweisen in den Familien aus, in denen die Anregungs- und Entwicklungsbedingungen für Kinder sich zum Teil verschlechtern.

Wie sollen Erzieherinnen sich gegenüber solchen Umständen verhalten? Anregungen dazu ergaben sich auf dem Kongress der Bundesvereinigung evangelischer Kindertagesstätten am 10.6.97 in Stuttgart. Aus der Vielzahl von Themen möchte ich zwei Entwicklungslinien herausgreifen, die uns eine Orientierung geben können:

1. Freiheit in der Gestaltung der pädagogischen Arbeit und des Arbeitsplatzes

Die heute gültigen pädagogischen Leitlinien und Konzeptionen zur Kindergartenarbeit geben den Erzieherinnen sehr viel Spielraum, die Akzente in ihrer Arbeit so zu setzen, daß sie den Lebensbedingungen von Kindern und Familien in ihrem Einzugsgebiet sehr weitgehend Rechnung tragen und daß sie eigene Stärken und besondere Interessen in die Arbeit einfließen lassen können. Das kommt einmal den Kindern zugute, weil sie Erzieherinnen erleben, die sich mit ihrer Arbeit identifizieren und Anregungen geben, von denen sie selbst begeistert sind.

Diese Gestaltungsfreiheit bietet den Erzieherinnen außerdem den Vorteil, daß sie sich vor übergroßen Belastungen schützen können.

Erzieherinnen erleben aber auch einen gewissen Konkurrenzkampf zwischen verschiedenen Einrichtungen unterschiedlicher Träger, der sich bei sinkender Kinderzahl in den nächsten Jahren vermutlich verschärfen wird.

Außerdem sind Erzieherinnen auf Eigeninitiative und Erfindungsgabe in stärkerem Maße als früher angewiesen, da sich die finanziellen Mittel vermindern. So haben sich in einzelnen Kindergärten Erzieherinnen und Eltern gemeinsam durch ein Sommerfest die finanziellen Mittel verschafft, um das Material für den Einbau einer zweiten Ebene im Gruppenraum kaufen zu können. Die Einbauarbeiten leisteten fachkundige Eltern in Eigenarbeit. – Dieser Trend wird sich vermutlich noch verstärken.

Das heißt, daß Erzieherinnen aufgerufen sind, sich aktiver als bisher um die Erhaltung und Ausgestaltung ihres Arbeitsplatzes zu bemühen. Jürgen Zimmer (1995) hat für diesen Vorgang den Begriff „entrepreneurship" benutzt. Er charakterisiert damit eine Haltung, aus der heraus die Menschen nicht mehr so viel von „denen da oben" (vom Träger, vom Staat, von der Gesellschaft) erwarten, sondern mehr selbst in die Hand nehmen.

2. Politisches Engagement

Für die angemessen Gestaltung der Lebensbedingungen, in denen Kinder und Familien sich gut entwickeln sollen, ist auch vermehrtes Engagement auf polititscher Ebene notwendig. Politiker und andere Entscheidungsträger, auch in den oberen Etagen der Träger von Kindergärten, wissen oft zu wenig über die Lebenssituation von Familien und über die Vorgänge in den Tageseinrichtungen. „Die da oben“ werden kaum von sich aus auf Erzieherinnen und Eltern zugehen, um deren Situation wirklich realistisch zu erfassen. Das kann in der Regel nur von den Betroffenen selbst ausgehen, eben den Erzieherinnen und den Eltern.

Erzieherinnen sollten deshalb die Möglichkeit nutzen, in Stadtteilrunde und Mitarbeitervertretung, in Gewerkschaften und politischen Parteien, gegenüber der Presse und in parlamentarischen Anhörungen ihre Erfahrungen zu schildern.

Diese Herausforderungen, die uns die Zukunft stellt, werden wir nicht mit einer „Beamtenmentalität“ bewältigen können, sondern nur, wenn wir uns über das übliche Maß hinaus engagieren.

Literatur zur Vertiefung

Zimmer, J. (1995), Zukunftswerkstatt Überleben. Wie Erzieher/innen und Lehrer/innen mit dem Abstieg Europas umgehen können. klein und groß, 48, Heft 10, 7–11

Nützliche Adressen

I. Waldkindergärten in Deutschland

Auf der 1. Tagung der deutschen Waldkindergärten im November 1996 in Kaufungen bei Kassel wurde der „Bundesarbeitskreis der Naturkindergärten in Deutschland“ gegründet. Der Bundesarbeitskreis unterteilt sich in vier Gruppen, denen die einzelnen Bundesländer wie folgt zugeordnet sind:

Gruppe Nord:
Bremen, Hamburg, Schleswig-Holstein und Mecklenburg-Vorpommern, zuständig:
Frau Sander
Osterdamm 27
34983 Handewitt
Tel.: 04608/1202

Gruppe Nord-Ost:
Niedersachsen und die Neuen Bundesländer (außer Mecklenburg-Vorpommern), zuständig:
Henning Freiesleben
Eschenweg 2
38302 Wolfenbüttel
Tel.: 05331/73470

Gruppe Mitte:
Hessen, Nordrhein-Westfalen, Rheinland-Pfalz, zuständig:
Renate Dubbert
Landesjugendamt Hessen
Kleiststraße 12
65187 Wiesbaden
Tel.: 0611/8152746

Gruppe Süd:
Bayern, Baden-Württemberg, Saarland, zuständig:
Frau M. Hepp-Hoppenthaler
Zieblandstraße 17
80799 München
Tel.: 089/2720154

II. Eltern-Selbsthilfegruppen

Für Eltern, die sich selbst sehr für ihr hyperaktives Kind engagieren können und wollen, gibt es zahlreiche Eltern-Initiative-Gruppen, deren Adressen ich dem Buch von N. Neuhaus entnommen habe:

Elterninitiative MCD e.V.
Verein zur Förderung der Kinder mit Teilleistungsstörungen (MCD)
Susanne Schnitzer-Herrfurth
Kaiserkorso 2
12101 Berlin

Elterninitiative zur Förderung der Kinder mit Teilleistungsstörungen MCD/HKS/ADS/POS e.V.
Höfenkamp 12
22393 Hamburg

Arbeitskreis Überaktives Kind e.V. Beratungsstelle
Dietrichstr. 9
30159 Hannover

Bundesverband der Elterninitiative zur Förderung hyperaktiver Kinder e.V.
Postfach 60
31291 Forchheim

Elterninitiative zur Förderung der Kinder mit HKS (Hyperkinetisches Syndrom) e.V.
Am Thieleshof 80
40699 Erkrath

Bundesarbeitsgemeinschaft zur Förderung der Kinder und Jugendlichen mit Teilleistungsstörungen (MCD/HKS) e.V.
Wendelinstr. 64
Postfach 45 02 46
50877 Köln
Tel. 0221/4995998

Vereinigung zur Förderung von Kinder mit Teilleistungsschwächen (MCD) e.V.
Emser Str. 6
56076 Koblenz

ADS e.V.
Elterninitiative zur Förderung von Kindern und Jugendlichen mit Aufmerksamkeitsdefizitsyndrom mit/ohne Hyperaktivität
Postfach 12 11
71366 Weinstadt

Elterninitiative-ELAN-e.V.
Legasthenie, Dyskalkulie und andere Lernschwierigkeiten
Neuthard e.V.
Hauptstr. 13
76689 Karlsdorf-Neuthard 2

III. Erziehungsberatungsstellen

Adressen über die Bundeskonferenz für Erziehungsberatung e.V. (bke)
Herrnstr. 53
90763 Fürth
Tel. 0911/771414
Fax. 0911/745497

IV. Kinderneurologische Zentren:

Adressen sind über die öffentlichen Gesundheitsämter zu erfahren.

Literatur zu den einzelnen Kapiteln

Kapitel 4

(1) Siegmund, U. und Fisch, R. (1984), Der Zusammenhang zwischen Erziehungseinstellungen und tatsächlichem Verhalten bei Kindergarten-Erzieherinnen – ein intrapersonaler Ansatz. Psychologie in Erziehung und Unterricht 31, 247–25
(2) Preissing, C. (1996), Neue Konzepte braucht das Land. klein und groß 49, Heft 1, 6–11

Kapitel 5

(1) Gross, W. (1997), Seelische und körperliche Kosten der Karriere – Psychische und psychosomatische Erkrankungen, Arbeitssucht, Partnerprobleme, Burnout. Report Psychologie 51, 292–300
(2) Bode, M. und Wolf, C. (1995), Still-Leben mit Vater. Zur Abwesenheit von Vätern in der Familie. Reinbek
(3) Wolfram, W.-W. (1995), Das pädagogische Verständnis der Erzieherin. Einstellungen und Problemwahrnehmungen. Weinheim
(4) Prekop, I. (1995), Der kleine Tyrann. Welchen Halt brauchen Kinder? 16. erw. Auflage. München
(5) Thiersch, H. (1997), Das Ende der Erziehung? – Vortrag auf der Bundesfachtagung der Bundesvereinigung Evang. Tageseinrichtungen für Kinder „Bündnis für Kinder“ am 11.6.97 in Stuttgart
(6) Niepel, G. und Nestmann, F. (1996), Soziale Netzwerke alleinerziehender Frauen. Gruppendynamik 27, 85–108
(7) Mayr-Kleffel, V. (1991), Frauen und ihre sozialen Netzwerke. Opladen
(8) Rauschenbach, B. und Wehland, G. (1989), Zeitraum Kindheit. Zum Erfahrungsraum von Kindern in unterschiedlichen Wohngebieten. Heidelberg
(9) Lafranchi, A. (1992), Immigranten: Lern- und Leistungsstörungen der Kinder, der Schule und der Heilpädagogik. In: Lanfranchi, A. und Hagmann, T. (Hrsg.) Immigrantenkinder. Plädoyer für eine Integrative Pädagogik. S. 35–59. Luzern

(10) Lafranchi, A. (1993), Immigranten und Schule. Transformationsprozesse in traditionalen Familienwelten als Voraussetzung für schulisches Überleben von Immigrantenkindern. Opladen
(11) Hurrelmann, B. (1989), Fernsehen in der Familie. Auswirkungen der Programmerweiterung auf den Mediengebrauch. Weinheim
(12) Hurrelmann, B., Hammer, M. und Stelberg, K. (1996), Familienmitglied Fernsehen. Fernsehgebrauch und Probleme der Fernseherziehung in verschiedenen Familienformen. Opladen

Kapitel 6

(1) Peek, R. (1995), Kindliche Erfahrungsräume zwischen Familie und Öffentlichkeit. Eine empirische Untersuchung zum Stellenwert der Wohnumwelt im Alltag junger Kinder. Münster
(2) Rauschenbach, B. und Wehland, G. (1989), Zeitraum Kindheit. Zum Erfahrungsraum von Kindern in unterschiedlichen Wohngebieten. Heidelberg
(3) Lange, A. (1996), Kinderalltag in einer modernisierten Landgemeinde. In: Honig, M.-S., Leu, H.R. und Nissen, U. (Hrsg.) Kinder und Kindheit. Soziokulturelle Muster – sozialisationstheoretische Perspektiven. Weinheim
(4) Hurrelmann, B., Hammer, M. und Stelberg, K. (1996), Familienmitglied Fernsehen. Fernsehgebrauch und Probleme der Fernseherziehung in verschiedenen Familienformen. Opladen
(5) Millner, M. (1996), Das beta-Kind. Fernsehen und kindliche Entwicklung aus kinderpsychiatrischer Sicht. Bern
(6) Psychologie heute 1996, 26, Heft 7
(7) Blank, R. (1995), Allergische Diathese bei Kindern mit hyperkinetischen Störungen und hyperaktives Verhalten von Kindern mit Atopien. In: Steinhausen, H.-C. (Hrsg.) Hyperkinetische Störungen im Kindes- und Jugendalter. S. 102–111. Stuttgart
(8) Psychologie heute 1995, 25, Heft 3
(9) Zentrum für Bildung und Gesundheit e.V. (1988), Medikamentengebrauch und auffälliges Verhalten von Kindern im Alter von 6–14 Jahren in Nordrhein-Westfalen 1988. Eine repräsentative Studie. Dortmund
(10) Wolfram, W.-W. (1995), Das pädagogische Verständnis der Erzieherin. Einstellungen und Problemwahrnehmungen. Weinheim
(11) Holzapfel, K. (Red.) (1989), Dokumentation Sporterziehung im Elementarbereich 1985–1988. München

(12) DIE ZEIT vom 14.2.97, S. 67
(13) DIE ZEIT vom 4.4.97, S. 69

Kapitel 7

(1) Häßler, F. (1995), Verhaltensbeobachtung bei hyperkinetischen Störungen. In: Steinhausen, H.-C. (Hrsg.) Hyperkinetische Störungen im Kindes- und Jugendalter. S. 51–70. Stuttgart
(2) Döpfner, M. (1995), Hyperkinetische Störungen. In: Petermann, F. (Hrsg.) Lehrbuch der Klinischen Kinderpsychologie. Modelle psychischer Störungen im Kindesalter. S. 165–217. Göttingen
(3) Kiphard, E.J. (1988), Das Problem der Hyperaktivität aus motopädischer Sicht. Motorik 11, Heft 1, 2–9
(4) Dietel, B. (1995), Grundlagen neuropsychologischer Diagnostik. In: Deegener, G., Dietel, B., Kassel, H., Matthaei, R. und Nödl, H., Neuropsychologische Diagnostik bei Kindern und Jugendlichen. S. 1–40. 2. Aufl.. Weinheim
(5) Prekop, I. und Schweizer, C. (1994), Unruhige Kinder. Ein Ratgeber für beunruhigte Eltern. 3. Auflage. München
(6) Döpfner, M. (1993), Verhaltensstörungen im Vorschulalter. Kindheit und Entwicklung 2, 177–190
(7) DIE ZEIT vom 14.2.97, S. 67
(8) Bode, M. und Wolf, C. (1995), Still-Leben mit Vater. Zur Abwesenheit von Vätern in der Familie. Reinbek
(9) Schnack, D. und Neutzling, R. (1990), Kleine Helden in Not. Jungen auf der Suche nach Männlichkeit. Reinbek

Kapitel 8

(1) Zentner, M.P. (1993), Die Wiederentdeckung des Temperaments. Die Entwicklung des Kindes im Licht moderner Temperamentsforschung und ihrer Anwendung. Paderborn
(2) Steinhausen, H.-C. (Hrsg.) (1984), Risikokinder. Stuttgart
(3) Karch, D., Michaelis, R., Rennen-Allhoff, B. und Schlack, H.G. (1989), Normale und gestörte Entwicklung. Kritische Aspekte zu Diagnostik und Therapie. Berlin
(4) Roth, N. und Beyreiß, J. (1991), Hyperaktivität und Atopie/Allergie bei Kindern: Koinzidenz der Störungen und möglicher pathophysiologischer Hintergrund. In: Baerlocher, K. und Jelinek, J. (Hrsg.) Ernährung und Verhalten. S. 83–91. Stuttgart
(5) Egger, J. (1991), Das hyperkinetische Syndrom: Ätiologie, Dia-

gnose und Therapie unter besonderer Berücksichtigung der Ernährung. In: Baerlocher, K. und Jelinek, J. (Hrsg.) Ernährung und Verhalten. S. 83–91. Stuttgart
(6) Kropiunigg, J. (1990), Psyche und Immunsystem. Psychoneurologische Untersuchungen. Wien
(7) Laewen, H.J., Andres, B. und Herdervari, E. (1990), Ein Modell für die Gestaltung der Eingewöhnungssituation von Kindern in Krippen. Berlin
(8) Spangler, G. und Zimmermann, P. (Hrsg.) (1995), Die Bindungstheorie. Grundlagen, Forschung und Anwendung. Stuttgart
(9) Grossmann, K. (1995), Kontimuität und Konsequenzen der frühen Bindungsqualität während des Vorschulalters. In: Spangler, G. und Zimmermann, P. (Hrsg.) (1995), Die Bindungstheorie. Grundlagen, Forschung und Anwendung. S. 191–202. Stuttgart

Kapitel 9

(1) Ayres, A.J. (1992), Bausteine der kindlichen Entwicklung. Die Bedeutung der Integration der Sinne für die Entwicklung. 2. Aufl. Berlin
(2) Fremmer-Bombik, E. (1995), Innere Arbeitsmodelle von Bindung. In: Spangler, G. und Zimmermann, P. (Hrsg.) Die Bindungstheorie. Grundlagen, Forschung und Anwendung. S. 109–119. Stuttgart
(3) Cramer, B. (1994), Mutter-Kleinkind-Beziehung: Beginn der psychischen Struktur. Praxis der Kinderpsychologie und Kinderpsychiatrie 43, 345–349
(4) Oswald, P. und Schulz-Benesch, G. (1997), Grundgedanken der Montessori-Pädagogik. Aus Maria Montessoris Schrifttum und Wirkkreis, 15. Aufl. Freiburg

Kapitel 10

(1) Winnicott, D.W. (1971), Übergangsobjekte und Übergangsphänomene. In: ders. (1995), Vom Spiel zur Kreativität. 8. Aufl.. S. 10–36. Stuttgart

Kapitel 12

(1) Ernst, H., Wer ist glücklich? Psychologie heute 1997, 27, Heft 3, 20–27
(2) „Zum Glück allein." Psychologie heute 1996, 26, Heft 6, 8–9

(3) Wolfram, W.-W. (1995), Das pädagogische Verständnis der Erzieherin. Einstellungen und Problemwahrnehmungen. Weinheim

Kapitel 15

(1) Kiphard, E.J. (1993), Das hyperaktive Kind aus psychomotorischer Sicht. In: Passolt, M. (Hrsg.) Hyperaktive Kinder: Psychomotorische Therapie. S. 64–84. München

Kapitel 17

(1) Wolfram, W.-W. (1995), Das pädagogische Verständnis der Erzieherin. Einstellungen und Problemwahrnehmungen. Weinheim

Kapitel 19

(1) Döpfner, M. und Sattel, H. (1991), Verhaltenstherapeutische Interventionen bei hyperkinetischen Kindern im Vorschulalter Zeitschrift für Kinder- und Jugendpsychiatrie 19, 254–262
(2) Neuhaus, C. (1993), Was ist dran am sogenannten Zappelphilipp? Gezielte Interventionsmöglichkeiten in Familie und Schule. Ein Elterntraining. In: Passolt, M. (Hrsg.) Hyperaktive Kinder. Psychomotorische Therapie. S. 118–143. München
(3) Persönliche Mitteilung von M. Schirmer, Tauberbischofsheim
(4) Kilian, H. (1989), Eine systemische Betrachtung zur Hyperaktivität – Überlegungen und Fallbeispiele. Praxis der Kinderpsychologie und Kinderpsychiatrie 38, 90–96
(5) Prekop, I. (1995), Der Kleine Tyrann. Welchen Halt brauchen Kinder? 16. erw. Auflage. München